VERLAG STEPHANIE NAGLSCHMID
STUTTGART

Gefahr erkannt — Gefahr gebannt

Über 100 Tips für Ihre Sicherheit am Meer
Dr. PETER SCHMID

Ein Handbuch für alle Wassersportbegeisterten:
Schwimmer, Surfer, Schnorchler, Taucher, Segler, Angler,
Strandwanderer und Aquarianer

EDITION FREIZEIT und WISSEN
Herausgeber: Dr. Friedrich Naglschmid

Dr. Peter Schmid
Biol. Inst. Abt. Zoologie
Universität Stuttgart
Ulmer Straße 227
D-7000 Stuttgart 60

Titelbildgestaltung: Stephanie Naglschmid
Titelbilder: F. Brümmer (1), Dr. Naglschmid (6), Dr. Peter Schmid (2)

CIP Kurztitelaufnahme der Deutschen Bibliothek

Schmid, Peter: Gefahr erkannt – Gefahr gebannt. Mit über 100 Tips für Ihre
Sicherheit am Meer. 1. Auflage – Stuttgart – S. Naglschmid 1985
EDITION FREIZEIT UND WISSEN

ISBN 3-925 342-00-1

Inhaltsverzeichnis

Erste Hilfe

Vorwort

Es ist unwahrscheinlich, lieber Leser, daß Du den Mount Everest besteigen wirst. Aber es gibt ja noch weitere atemberaubende Abenteuer, unabhängig davon, ob Du 10 oder 80 Jahre alt bist, z.B. einen Ausflug mit Maske und Schnorchel im Meer. Wer schwimmen kann, kann auch schnorcheln, das lernt man bei entsprechender Einwcisung, innerhalb einer halben Stunde. Danach gehts los, entlang der Felsküste oder übers Korallenriff, den Blick nach unten gerichtet in die faszinierende, neue Welt der Tiefe. Mißtrauisch und zugleich neugierig betrachtest Du die vielen Fische, die um Dich herumschwimmen. Das Wasser trägt Dich leicht über die stacheligen Seeigel, die Dir hie und da die Beine zerstochen haben. Jetzt siehst Du sie deutlich und kannst Ihnen ausweichen. Bald fühlst Du Dich sicher und versuchst nach Schnecken, Muscheln, Krabben und anderen Tieren zu greifen, und sie sogar aus größerer Tiefe heraufholen, um sie näher zu betrachten. Dies ist ein kritischer Augenblick in Deinem Lernprozeß, denn in diesem Stadium ist besondere Vorsicht geboten! Außer den Seeigeln gibt es nämlich eine Reihe anderer Meeresbewohner, die, wenn sie sich gestört fühlen, gefährlich werden können. Hier wird Dir dieses Buch weiterhelfen, wir haben darin die wichtigsten dieser Tiere zusammengestellt. Unser Anliegen besteht aber nicht darin, Furcht zu verbreiten, die leicht beim Lesen dieser Art von Büchern entstehen kann. Im Gegenteil, wir wollen in erster Linie auf die möglichen Gefahren aufmerksam machen, ohne sie zu verniedlichen, um zu helfen, sie zu vermeiden. Nicht zuletzt werden auch die Gefahren angesprochen, die vom Wasserkörper selbst ausgehen können. So soll dieses Buch nicht nur den Schnorchler und Taucher begleiten, sondern auch Surfer, Strandwanderer, Angler und alle, die am Meer einen sicheren Urlaub verbringen wollen.
Sicher ist dieses Buch aber auch ein schneller Helfer für alle, die in einem Notfall selbst erste Hilfe leisten müssen.

Stuttgart, den 15.5.85   Peter Schmid
                                                    Friedrich Naglschmid

Besonderer Dank gilt
Herrn W. Baumeister für die Anfertigung der Schwarzweiß-Skizzen.

Einleitung und Gebrauchsanweisung

Wie bereits im Vorwort dargelegt, so soll dieses Buch helfen, Ihren Urlaub am Meer mit all seinen Sport- und Freizeiterlebnissen so sicher wie möglich zu gestalten. Daher wurde der Lesestoff streng geordnet, so daß die wesentlichen Punkte, selbst im Notfall schnell und zuverlässig erfaßt werden können. Wichtige Stichworte und Kapitel sind im Sachregister bzw. im Inhaltsverzeichnis aufgelistet, das Sachregister ist alphabetisch angelegt. Besonders ins Auge fallen die orangefarbenen Seiten 89 bis 96, die über die Erste Hilfe-Leistungen berichten. Sie sind daher schnell zu finden. Im Ernstfall, besonders dann, wenn die Lage noch unübersichtlich ist, halten sie sich bitte zunächst an das Internationale ABC der Ersten Hilfe, das wie folgt lautet:

A = Air heißt Luftzufuhr ermöglichen (Gefahr bei Erbrechen und Ertrinken).

B = Breathing heißt Atmung und bedeutet den Atemrhythmus beobachten oder in Gang bringen bzw. in Gang halten (künstliche Beatmung)

C = Circulation oder Kreislauf und meint, daß man nach A und B als wichtigste Maßnahme den Kreislauf stützen soll (z. B. bei Schock)

D = Drogs sind Medikamente, sie sollten nur im Notfall angewandt werden und wenn irgend möglich nur durch den Arzt.

Hinzu kommt, daß man alles versuchen sollte um Sekundärinfektionen zu vermeiden.

Sie sollten sich weiter an folgende Grundregeln halten:

– Erste Hilfe bei Vergiftungen und Verletzungen durch jeden, der helfen kann.
– Versorgen und Behandlung der Vergiftung und Verletzung durch den Arzt. Keine unnötige Zeit verlieren, denn manche Vergiftungen sind im ersten Stadium noch relativ problemlos zu behandeln.
– Kein unnötiges Risiko eingehen, lieber einmal mehr zum Arzt gehen.

Am liebsten wäre uns natürlich, wenn Sie dieses Buch vor Ihrem Urlaub lesen würden, denn wer gut informiert ist, braucht weniger zu kurieren, oder wer die Gefahr früh genug erkennt, die auf ihn lauert, kann ihr besser ausweichen.

Allgemeine Gefahren im Meer

Sonnenbrand

Engl.: sunburn · Franz.: insolation

In allen tropischen und subtropischen Gebieten der Erde ist das Sonnenlicht am stärksten von 10 Uhr morgens bis 3 Uhr mittags. Selbst bei bedecktem Himmel kommt die unsichtbare UV-Strahlung, die für den Sonnenbrand verantwortlich ist, mit starker Intensität durch. Dabei ist die Strahlungsintensität nicht nur von der Tageszeit, sondern weit mehr von der geographischen Lage, abhängig. In den niederen Breiten der Tropen und Subtropen einschließlich des Mittelmeeres steht die Sonne nahezu ganzjährig hoch am Himmel, während in den vom Äquator weit entfernten hohen Breiten der mittägliche Sonnenstand starken jahreszeitlichen Schwankungen unterworfen ist und nur im Sommer seinen Höchststand erreicht.

Besonders am, im, oder auf dem Meer werden große Teile der Sonnenstrahlen von der Wasseroberfläche reflektiert und vermehren so die natürliche direkte Einstrahlung auf unseren Körper. Die Strahlung ist dabei besonders intensiv und wird meist noch durch Wassertröpfchen auf der Körperoberfläche verstärkt, da diese Tropfen wie kleine Brenngläser wirken und das Licht zusätzlich bündeln.

Gefährdung

Sonnenhungrige „Bleichgesichter", die noch keine schützende Bräune, d.h. „Pigmentierung" ausgebildet haben.

Symptome

Starke Rötung und Erhitzung der Haut, gesteigerte Berührungsempfindlichkeit, Brandblasen, Fieber, Verbrennungserscheinungen schweren Grades.

Vorbeugung

Wer einen starken Sonnenbrand vermeiden will, sollte beim Schnorcheln und dies gilt besonders für die Tropen anfangs ein langärmeliges Hemd und lange Hosen tragen. Vitamin A Tabletten reduzieren die Wirkung der UV-Strahlung und beschleunigen die Pigmentbildung.

Sonnenstich und Hitzschlag

Engl.: sunstroke · Franz.: coup de soleil.

Die Temperatur des menschlichen Körpers wird im Körperkern um 37 °C konstant gehalten. Bei höherer Wärmebelastung von außen muß also gekühlt werden, dies kann biologisch nur durch Verdunsten von Wasser an der Körperoberfläche geschehen (Verdunstungskälte). Der Mensch muß schwitzen. Er schwitzt 1 – 1,5 Ltr./Std., bei hohen Leistungen bis zu 3 Ltr./Std. Der maximale Verlust kann am Tag 12 Liter betragen; man bedenke, daß der Mensch nur 5 – 6 Ltr. Blut besitzt. Außer Wasser werden auch Salze im Schweiß abgesondert. Ausgeschwitztes Salz stammt zunächst aus dem Blut und wird vor allem der Muskulatur entzogen. Der Wasserverlust des Körpers führt zu geringerem Blutvolumen, hoher Viskosität des Blutes, zur Reduktion aller inneren Sekretionen und zur Harnstoffanreicherung im Blut. Starker Wasserverlust ist lebensgefährlich.

Gefährdung

Besonders gefährdet ist immer das Gehirn, dessen lokale Überhitzung einen Sonnenstich zur Folge hat.

Hitzestau entsteht bei enganliegender, luftundurchlässiger Kleidung, wodurch die Verdunstung und damit die Kühlung stark herabgesetzt wird. Wer bei großer Hitze seinen Neoprenanzug anlegt und sich nicht zwischendurch zur Abkühlung ins Wasser begibt, oder wer in dicker Neoprenkleidung längere Zeit in der prallen Sonne schnorchelt, der erleidet schnell einen Hitzschlag.

Symptome

Zunächst Kopfschmerzen, Schwindel, Übelkeit, Erbrechen, starkes Durst- und Schwächegefühl; das Gesicht ist anfänglich hochrot, im akuten Stadium grau und fahl; es folgen Hitzekrämpfe, Ohnmacht, Koma, Kreislaufkollaps, der tödlich enden kann.

Vorbeugung

Den Kopf durch eine zweckmäßige Kopfbedeckung vor starker Sonnenstrahlung schützen. Man sollte immer kontrolliert und ausreichend trinken (3 – 10 l Flüssigkeit täglich) und niemals nur dem augenscheinlichen Durstgefühl vertrauen.

Unterkühlung

Engl.: hypothermia · Franz.: refroidissement

Wasser hat eine 25 x größere Wärmeleitfähigkeit als Luft. Ein warmer Gegenstand kühlt deshalb im Wasser viel schneller ab als an Land. Hinzu kommt, daß das Oberflächenwasser in der Regel wärmer ist als Tiefenwasser; der Übergang ist nicht fließend sondern abrupt (Sprungschicht), dabei treten große Temperatursprünge auf. Die Tiefe der Sprungschicht ist von der Jahreszeit abhängig. Im Mittelmeer liegt sie im Sommer bei etwa 20 – 30 m. Der ungeschützte menschliche Körper kühlt im Wasser schnell aus. In 4 °C kaltem Wasser tritt der Tod spätestens nach 20 min. ein. Selbst bei 20 °C erliegt man nach 24 Stunden einer starken Unterkühlung. Mindestens 33 °C wären nötig, um die normale Körpertemperatur auf die Dauer aufrecht zu halten.

Gefährdung

Schiffbrüchige, Schwimmer, Schnorchler und Taucher, die zu lange im Wasser bleiben. Gefährdet sind überraschenderweise Surfer. Die andauernde Brise verbunden mit Spritzwassernässe kühlt den Körper überdurchschnittlich schnell aus.

Symptome

Blaue Lippen, Kältezittern, Abfall der Körperkerntemperatur, Atembeschwerden, Blutdruckabfall, Körperstarre, Scheintod, Tod durch Unterkühlung.

Vorbeugung

Einen wirksamen Schutz vor Unterkühlung bietet nur ein entsprechender Neopren-Anzug. Wer öfters in kaltem Wasser taucht und Spätschäden wie Rheuma vermeiden will, sollte sogar einen Trockentauchanzug tragen. Im Wasser Treibende sollten sich so wenig wie möglich bewegen, sondern eng gekauert in der Rettungsweste hängen, um so einer Unterkühlung entgegenzuwirken. Jede unnötige Bewegung kostet in einem solchen Fall Wärmeenergie!

Strömungen
Engl.: currents · Franz.: courants

Meeresströmungen können auf verschiedene Art und Weise zustande kommen; der Einfluß des Windes und die Anziehungskraft des Mondes spielen eine wichtige Rolle. Gezeiten werden z. B. durch die Anziehungskraft des Mondes ausgelöst. Niederwasser (Ebbe) und Hochwasser (Flut) wechseln sich in einem regelmäßigen Rhythmus ab, dabei werden örtlich verschieden große Wassermengen bewegt. Während der Gezeitenhub an der französischen Atlantik/Kanalküste bis zu 10 m beträgt, ist er am Mittelmeer oder am Roten Meer mit weniger als 1 m kaum spürbar. Die durch die Gezeiten ausgelösten Wasserströmungen können beträchtlich sein, so z. B. in Kanälen (im Watt, Priele) durch die große Wassermengen fließen. In Riffkanälen herrschen besonders starke Strömungen, weil durch diese engen Pforten das Wasser der Lagunen ein- und ausfließt.
Am Strand laufen die Meereswellen normalerweise sanft aus, doch Wind kann eine starke Brandung erzeugen. Stetige Winde bewirken starke Unterwasserströmungen, hauptsächlich vor Kaps, während in Buchten immer relativ ruhiges Wasser herrscht.

Gefährdung

Schwimmen und Schnorcheln an der Felsküste ist bei starker Brandung lebensgefährlich, da der Körper durch die Wucht der Wellen, wie Strandgut an die Klippen geschwemmt wird.
Taucher werden oft durch Unterwasserströmungen weit vom Einsatzort abgetrieben, was zu gefährlichen Situationen führen kann, da der Rückweg gegen die Strömung überaus anstrengend ist und oft die Körperkräfte überfordert.

Symptome
Hoher Luftverbrauch, Atemlosigkeit, Muskelkrämpfe, Erschöpfung, Ertrinken.

Vorbeugung
In Gewässern mit starken Strömungen sollte Schwimmen und Schnorcheln unterlassen werden. Beginnende Ebbe ist als Tauchzeit zu meiden. Ablandiger Wind erhöht die Gefahr. Auf dem Wasser treibende Gegenstände beobachten um Strömungsrichtung und Geschwindigkeit abzuschätzen. Gezeitentabellen beachten und nie den Rat einheimischer Fischer außer Acht lassen.
Tauchgänge immer gegen die Strömungsrichtung beginnen, damit man beim Zurückschwimmen die Strömung ausnützen kann und nicht gegen sie ankämpfen muß. Bei Strömungen Bodenhalt oder Ankerseil nicht loslassen. Von der Strömung Erfaßte nicht aus den Augen lassen! Notfalls einen Mann zur Beobachtung einteilen, der versucht den Betroffenen auch bei starkem Wellengang nicht aus den Augen zu verlieren, während die anderen das Boot startklar machen.

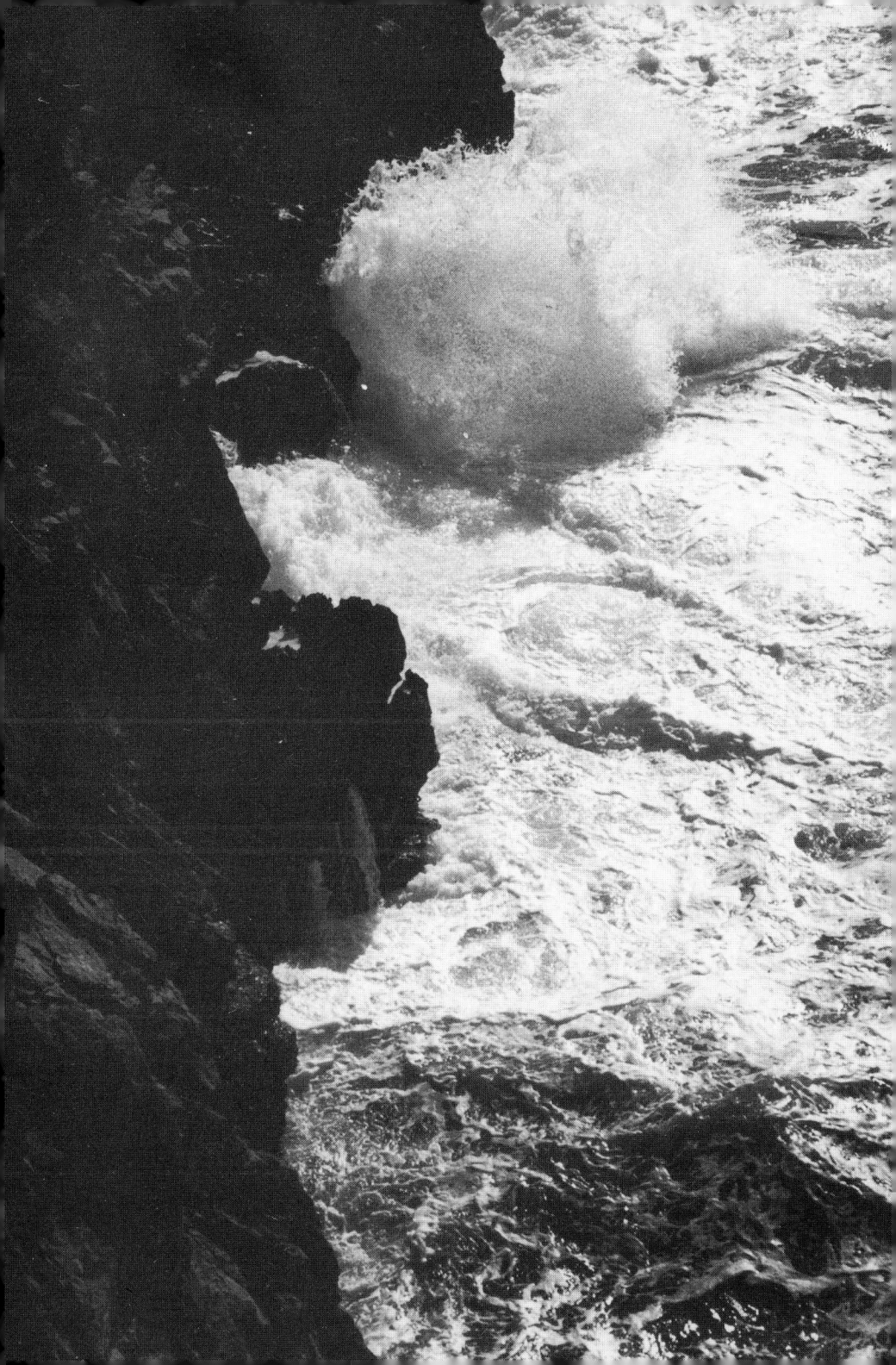

Trübes Wasser

Engl.: cloudy water   Franz.: eau sale

Nach einem Sturm ist auch das klarste Gewässer trübe, da das lockere Sediment vom Meeresboden aufgewirbelt ist. Besonders tückisch sind Unterwasserhöhlen, ein unvorsichtiger Flossenschlag und der feine Schlamm wird zu einer undurchsichtigen Wolke.
Konstant getrübtes Wasser deutet entweder auf eine starke Unterwasserströmung oder eine starke Abwasserbelastung hin.

Symptome
Orientierungslosigkeit, Angst, Panik.

Gefährdung
Größere Tauchgruppen, deren Mitglieder sich wegen mangelnder Sicht aus den Augen verlieren.

Vorbeugung
In trüben Gewässern sollte man immer engen Körperkontakt halten (gegenseitig unterhaken, an der Hand halten). Genügend Abstand zu schlammigen Böden halten. Bei völliger Orientierungslosigkeit auf die Blasen des Lungenautomaten achten, sie weisen sicher den Weg nach oben.

Fischernetze

Engl.: fishing lines, nets   Franz.: filets

Alte Netze und Angelleinen können zu gefährlichen Fallen werden, zumal man sie selbst in klaren Gewässern kaum sieht, da sie durch allerhand Aufwuchs (Algen und seßhafte Tiere) gut getarnt sind.

Gefährdung:
Durch unbedachte Bewegungen kann man sich leicht in den äußert widerstandsfähigen Angelleinen verwickeln. Besonders gefährlich sind Fischernetze.

Symptome
Starke Einschränkung der Bewegungsfreiheit, Angst, erhöhte Atemfrequenz, Panik.

Vorbeugung
Immer genügend Abstand halten. Ist man einmal darin verheddert, hilft nur noch absolute Ruhe und ein gutes Tauchermesser.

Boote, Schrauben
Engl.: boats   Franz.: bateaux

Vorbeifahrende Boote sind für Taucher und Schnorchler eine der ernsthaftesten Gefahrenquellen. Besonders unachtsam scheinen die Schleppboote von Wasserskifahrern zu sein, deren Fahrer die Aufmerksamkeit mehr nach hinten als nach vorne richten. Die Schraube eines Motorbootes kann furchbare Verletzungen verursachen. Auch die geräuschlosen Segelboote und Surfbretter stellen eine mögliche Gefahr dar, da sie innerhalb geringer Distanzen kaum manövrierbar sind und ein Zusammenstoß immer fatale Folgen für den Taucher hat.

Gefährdung
An der Oberfläche schwimmende Schnorchler und Taucher und besonders solche, die gerade auftauchen.

Verletzungen:
Prellungen, tiefe Fleischwunden, Amputation von Kopf und Körpergliedmaßen.

Vorbeugung:
Erhöhte Aufmerksamkeit beim Auftauchen!
Während der letzten Meter zur Wasseroberfläche besonders auf Bootsgeräusche achten, eine Hand nach oben strecken und mit Blickrichtung zur Oberfläche um die Körperachse kreisend auftauchen. Tauchboote sollten unbedingt eine Taucherflagge hissen bzw. eine Taucherboje setzen.

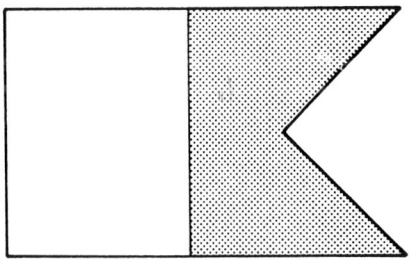 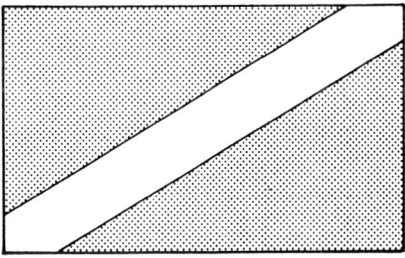

Ausschläge durch Salzwasser

Engl.: salt water allergy · Franz.: allergie de l'eau de mer

Salzwasser kann zu allergischen Hautreizungen führen, da der natürliche Säure-schutzmantel der Haut abgewaschen wird. Anderseits schaffen Wasserreste zwischen den Zehen oder im Gehörgang ein ideales Feuchtklima für Bakterien und besonders Pilze, deren Wachstum dadurch stark begünstigt ist. Als Folge davon können Fußpilz bzw. langwierige Ohrentzündungen auftreten.

Gefährdung

Mehrstündige Aufenthalte im Salzwasser oder stundenlanges Warten im nassen Tauchanzug begünstigen allergische Reaktionen der Haut, wovon besonders stark das Hinterteil betroffen ist.
Übrigens trifft dies generell für eng anliegende Kleidung zu, wo es nach starkem Schwitzen (Salzwasser) zu vergleichbaren Symptomen kommen kann.

Symptome

Salzwasserallergien äußern sich zunächst durch eine Rötung der Haut, besonders zwischen den Gesäßbacken; dann kommt es weiter zur Ausbildung von Bläschen, die nach dem Aufplatzen bald verkrusten. Dieser Ausschlag ist von einem starken Juckreiz begleitet. Nicht kratzen, sonst besteht die Gefahr von Sekun-därinfekten (eiternde Wunden)!

Vorbeugung

Wenn möglich, so sollte der Neoprenanzug nach dem Tauchen oder Surfen ausgezogen werden, so daß die Körperoberfläche abtrocknen kann.
Wasser im Gehörgang wird am besten mit einem zusammengedrehten Tempo-taschentuch oder mit Hilfe von Wattestäbchen entfernt. Da besonders Taucher von Ohrenentzündungen betroffen sind, können vor dem Tauchen einige Tropfen Paraffinöl oder etwas Vaseline in die Gehörgänge eingebracht werden.

Müll und Abwässer

Engl.: garbage · Franz.: poubelle, ordures

Industrie-, Haushaltsabwässer und Massentourismus haben dazu geführt, daß viele, vor allem Strände des Mittelmeeres gefährliche Brutstätten für Haut- und Darmerkrankungen geworden sind. Eine große Gefahr sind für den Urlauber Hotelanlagen, deren Abwässer ungeklärt ins Meer fließen. Oft enden solche Abwasserrohre nicht weit vom Strand entfernt dicht unter der Wasseroberfläche. Hinzu kommen weggeworfene Dosen und Flaschen, die im Sand herumliegen. Oft lagern auch regionale Industrieunternehmen ihre Abfälle im Küstenbereich und vergiften über unentdeckte Zuflüsse das Meer. Solche chemischen Abfallstoffe sind die größte Gefahr für Leib und Leben.

Eine enorme Gefährdung stellen darüber hinaus die hochgiftigen Metallschlämme und Säureabfälle dar, die vielerorts tonnenweise einfach ins Meer gelassen werden.

Auch die Verschmutzung durch Erdöl oder abgelassenes Maschinenöl hat inzwischen riesige Ausmaße angenommen. Die vielen Teerklumpen am Strand sind zwar nicht gesundheitlich gefährliche, aber doch unangenehme Beweisstücke für diese Tatsache.

Gefährdung

Verschmutzte Gewässer sind ein El Dorado für krankheitserregende Viren, Bakterien und Pilze. Herumliegender Müll, wie Glasscherben oder rostige Metallgegenstände kann schwerwiegende Verletzungen verursachen.

Symptome

Hautausschläge: Flechten, Pusteln, Pickel; Entzündungen der Augen, Gehörgänge und der Vagina, eiternde Wunden, Darmbeschwerden, Leibschmerzen, in schweren Fällen Hepatitis, Typhus und Cholera.

Vorbeugung

Trübes stinkendes Wasser sollte strikt gemieden werden. Tote Fische und schwimmender Kot weisen auf eine starke Abwasserbelastung hin.
Niemals Muscheln oder Fische aus solchen Gewässern essen.
Beachten Sie auf alle Fälle die jährlichen Badeverbote, die bereits an vielen Orten wegen Seuchengefahr ausgesprochen werden müssen.

Nesselverletzungen

Feuerschwämme (Porifera)

Engl.: fire sponge · Franz.: éponge de feu

Erkennungsmerkmale

Feuerschwämme unterscheiden sich äußerlich nicht von gewöhnlichen Schwämmen. Es sind massige Tiere von kugeliger bis röhrenförmiger Gestalt mit einem Skelett aus Kalk-, Horn- oder Kieselsäurenadeln. Ein weit verzweigtes Kanalsystem versorgt die innersten Zellschichten mit planktonreichem Wasser.

Lebensweise

Schwämme wachsen nahezu überall auf festem Substrat, bevorzugen aber Felsböden. Sie ernähren sich von Plankton, das sie aus dem Wasser filtrieren.

Vorkommen

Feuerschwämme kommen hauptsächlich in der Karibik und im Golf von Mexiko vor.

Verletzungen

Feuerschwämme enthalten wie alle Schwämme mikroskopisch kleine Skelettnadeln, die in die Haut dringen können, wenn sie mit der bloßen Hand abgerissen oder stark gedrückt werden. Zusätzlich treten Giftstoffe ein, die zu starken Hautreizungen führen.

Symptome

Lokale Hautreizung mit Entzündungen, langanhaltender juckender, brennender Schmerz, allergische Reaktionen.

Vorbeugung

Feuerschwämme nie ohne Handschuhe anfassen.

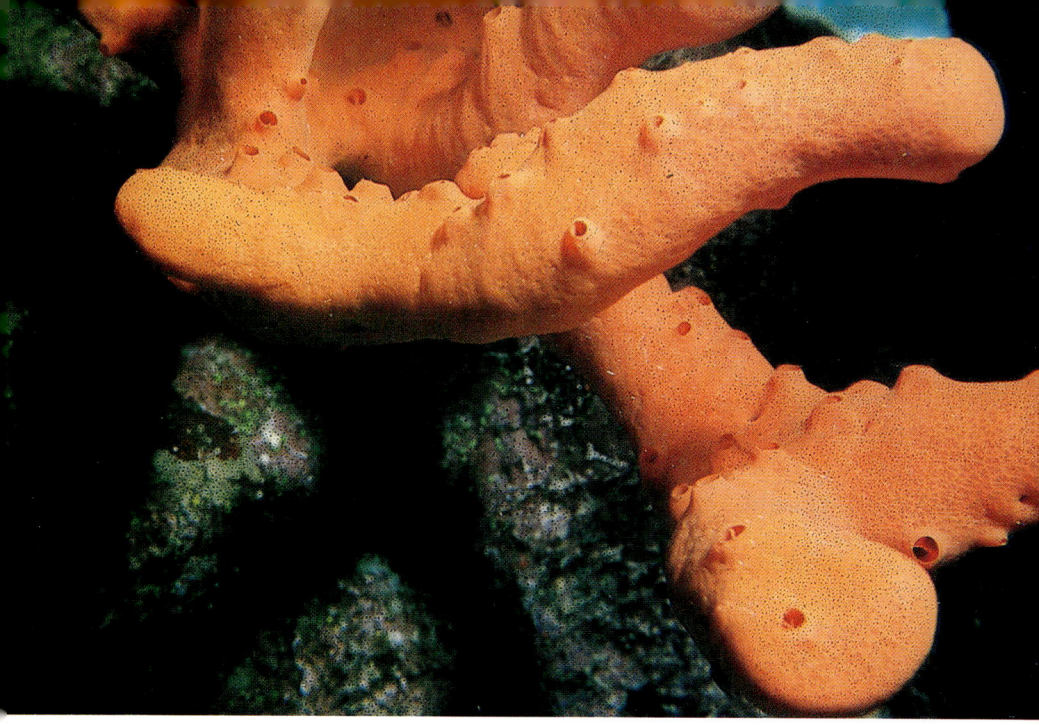

Feuerschwamm *(Latrunculia magnifica)*
Foto: Rotes Meer (Franz Brümmer)

Federpolypen, Seemoos (Hydroidea)

Engl.: white weed · Franz.: Coryne, Tubulaire

Erkennungsmerkmale

Federpolypen besitzen ein chitinhaltiges Skelett. Der einzelne Polypenstock bildet einen Hauptstamm mit zahlreichen Seitenzweigen aus, an denen wiederum regelrechte Federn aus weißlich-gelben Polypen sitzen. Ihre Nesselkapseln enthalten einen stark brennenden Schleim.
Höhe 20 – 50 cm, Farbe weiß bis gelb-braun.

Lebensweise

Die Polypenstöcke stehen in Gruppen oder größeren rasenartigen Flächen zusammen. Man trifft sie auf kahlen Korallenblöcken, an Felsen, Muscheln oder Schneckenschalen an der Riffkante oder unter Überhängen.

Vorkommen

Alle Meere der Welt.

Verletzungen

Der ungewollte Hautkontakt mit den federförmigen, meist unscheinbaren Polypenstöckchen zieht häufig unangenehme Folgen nach sich, denn besonders die Arten der tropischen Meere enthalten sehr starke Nesselgifte. Gefährdet sind Taucher und Schnorchler oder Schwimmer, die zu dicht über Korallengrund mit größeren Flächen von Federmoosbewuchs gleiten.

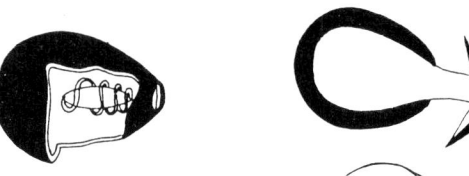

Unverbrauchte und abgeschossene Nesselkapsel

Symptome

Blutunterlaufene Berührungsstellen, Juckreiz, stechender bis brennender Schmerz.
Muskelkrämpfe, Gefühllosigkeit und Schwellungen im betroffenen Gebiet; diese Symptome können weiter ausstrahlen. In ernsten Fällen starke Kopfschmerzen, Übelkeit, Erbrechen, Sprechstörungen, Schüttelforst, Bewußtlosigkeit.

Vorbeugung

Handschuhe und Tauchanzug tragen. Notfalls helfen Jeans und langärmelige Baumwollhemden als Schutz.

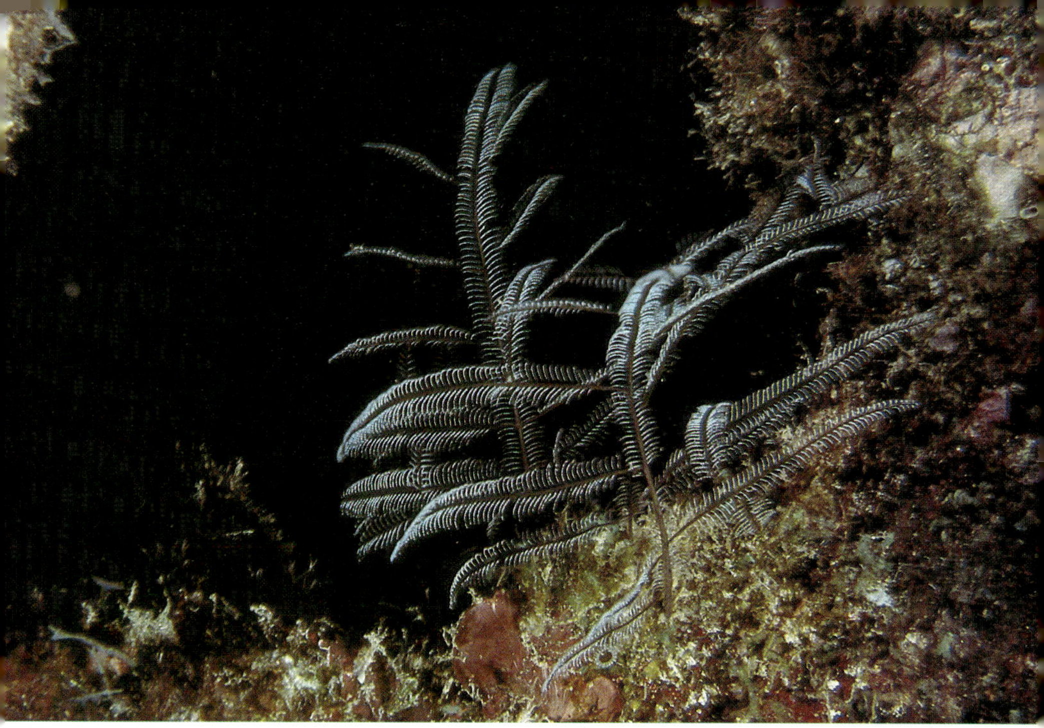

Philippinenmoos *(Lytocarpus philippinus)* ca. 10 cm
Foto: Rotes Meer (Werner Mehrle)

Zypressenmoos *(Aglaophenia cupressina)* ca. 20 cm
Foto: Indopazifik (Dr. Peter Schmid)

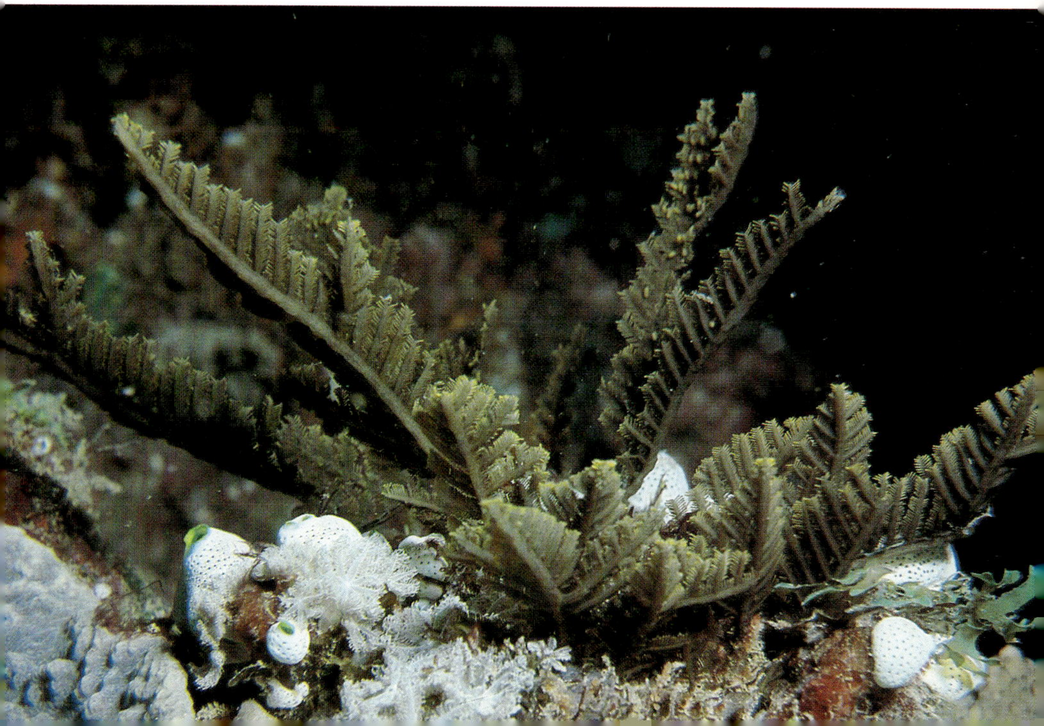

Schirmquallen (Scyphozoa)

Engl.: jellyfish · Franz.: méduse

Erkennungsmerkmale

Nesseltiere mit einem schirm- oder glockenförmigen Körper. Der massige Schirm besteht aus einer gallertigen, nahezu durchsichtigen Substanz. Der Schirmrand ist meist mit Tentakeln besetzt. Das hohle Innere, der Magenraum trägt die Geschlechtszellen, die oft in charakteristischer Anordnung durch die Schirmoberseite schimmern. Der Magenraum läuft im Zentrum in einen Magenstiel aus, der von 4 – 8 gekräuselten Mundarmen umgeben ist, die im oberen Teil miteinander verwachsen sind. An den Mundarmen sitzen zusätzlich Nesselzellen tragende Tentakeln. Zu den Schirmquallen rechnet man: Würfelquallen – Fahnenquallen – Wurzelmundquallen

Lebensweise

Quallen sind Dauerschwimmer des freien, oberflächennahen Wassers. Durch pulsierende Schirmkontraktionen können sie sich relativ gut fortbewegen, meist aber werden sie durch Oberflächenströmungen passiv fortgetrieben. Sie ernähren sich als Räuber von anderen Tieren des freien Wassers wie Fischen, Krebstieren und anderen Quallen.

Vorkommen

Schirmquallen sind in allen Meeren anzutreffen. Häufig kommen riesige von Wind und Strömungen zusammengetriebene Schwärme vor, die kilometerlang und -breit sein können.

Verletzungen

Stark gefährdet sind Schwimmer und Schnorchler, wenn Quallen massenweise unter der Wasseroberfläche treiben. Oft werden die Tiere an Land gespült, wo sie trocknen. Doch selbst diese toten Tiere können noch nesseln. Am meisten betroffen sind Arme, Beine und das Gesicht.

Symptome

Lokale Reizung mit Rötung und Schwellung des betroffenen Körperteils, Blasen, Quaddeln, blutunterlaufene Stellen, starkes Brennen, Juckreiz, Hautnekrosen, starke Muskelkrämpfe, Übelkeit, Atemnot, Schleimauswurf; in ernsten Fällen, z.B. nach Kontakt mit Würfelquallen (Chironex) qualvolle Schmerzen, Lungenödeme, Bewußtlosigkeit, Todesfälle sind häufig.

Vorbeugung

Den besten Schutz bietet ein Tauchanzug und Handschuhe. Jedoch selbst bei Kontakt im Tauchanzug ist besondere Vorsicht geboten, da der stark haftende Nesselschleim später beim Ausziehen über die Hände ins Gesicht gelangen kann.

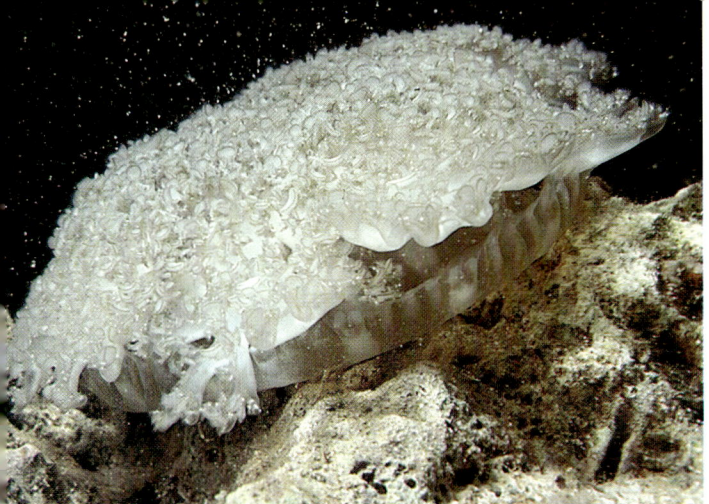

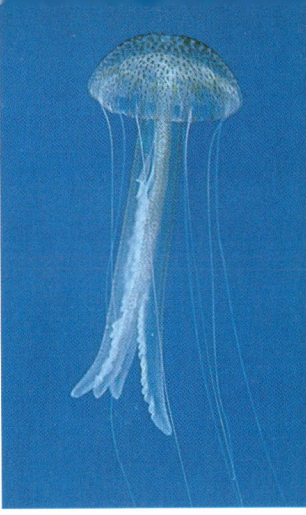

Andromeda-Qualle *(Cassiopeia andromeda)*
Foto: Rotes Meer (Dietmar Paschke)

Seewespe *(Chironex fleckeri)*
Foto: Bali (Dr. Werner Grüter)

Leuchtqualle
(Pelagia noctiluca)
Foto: Mittelmeer
(Dr. Friedrich Naglschmid)

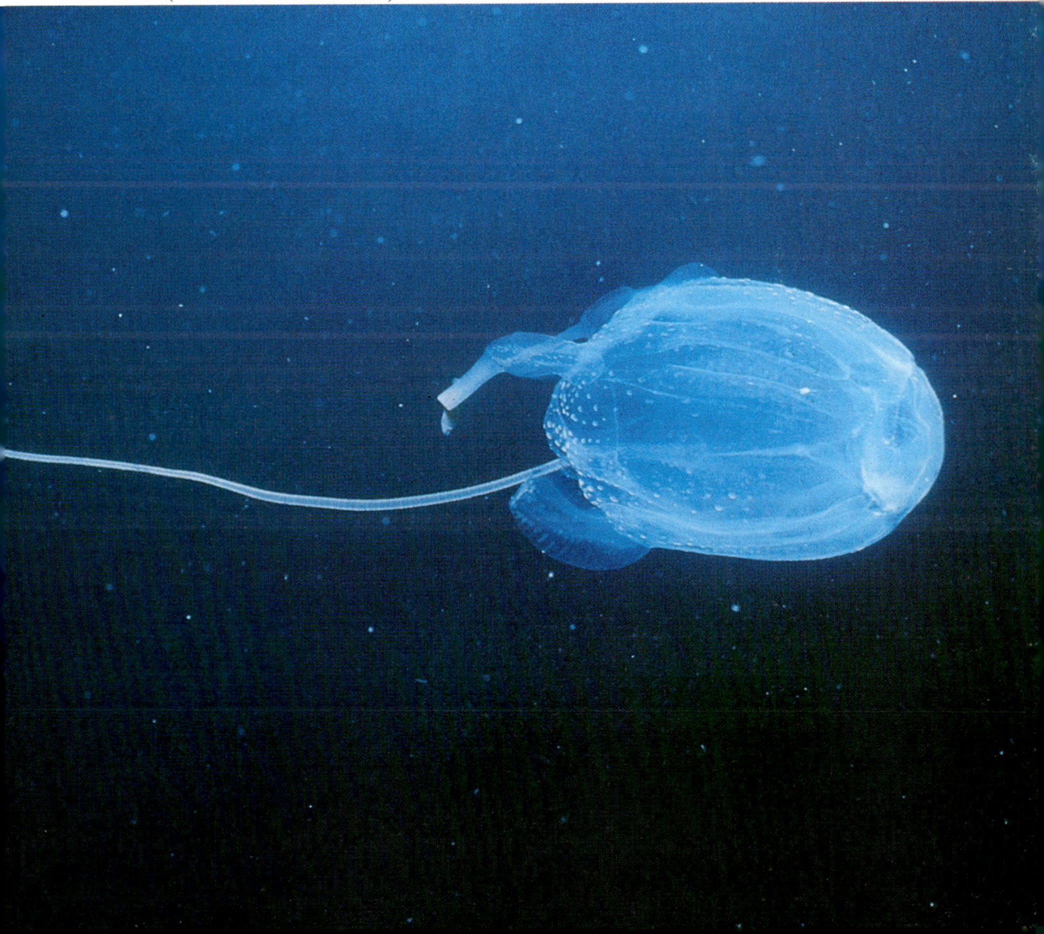

Seeanemonen (Actinia)

Engl.: sea anemone · Franz.: actinie, anémone

Erkennungsmerkmale

Meist einzeln lebende, oft prächtig gefärbte „Blumentiere". Ihr kontraktiler Körper trägt eine Fußscheibe und Tentakeln, die regelmäßig in ein oder mehreren Kreisen um das Mundfeld angeordnet sind. Die Tentakeln enthalten Nessel-kapselzellen.

Lebensweise

Die Tiere sind nicht festgewachsen, sondern sitzen dem Substrat (Fels, Blätter etc.) auf, oder sind halb im Sediment vergraben. Standortbewegungen sind möglich, aber selten. Manche Blumentiere leben in Gemeinschaft mit Krebs-tieren. Sie ernähren sich von Plankton, kleinen Krebstieren und Fischen.

Vorkommen

In allen Meeren, meist schon vom Gezeitenbereich an.

Verletzungen

Die Nesselzellen von Seeanemonen sind meist nicht in der Lage, die menschliche Haut zumindest nicht die Hornhaut der Hand- und Fußflächen zu durchdringen. Dies führt zu sorglosem Umgang, wodurch die Verletzungsgefahr steigt. Wer sich in Seeanemonen setzt oder legt, ist selber schuld, wenn er nachher so aussieht, als wäre er in die Brennesseln gefallen.

Symptome

Lokale Hautreizung mit Rötung und Schwellung der Haut, gelegentlich Blasen-bildung, punktförmige Blutungen, leichtes Prickeln bis Brennen, starker Juck-reiz; schlimmere Symptome sind selten.

Vorbeugung

Beim Umgang mit Seeanemonen sollte man Handschuhe tragen. Vorsicht! Nicht an Lippen oder Augen bringen.

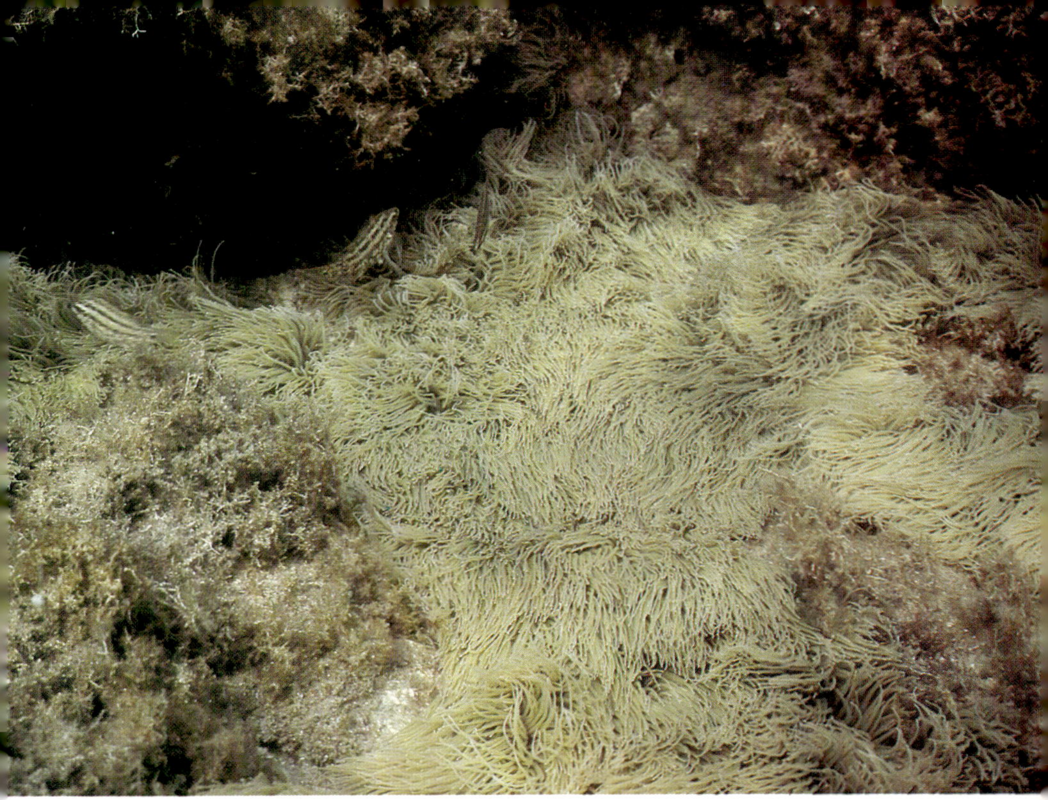

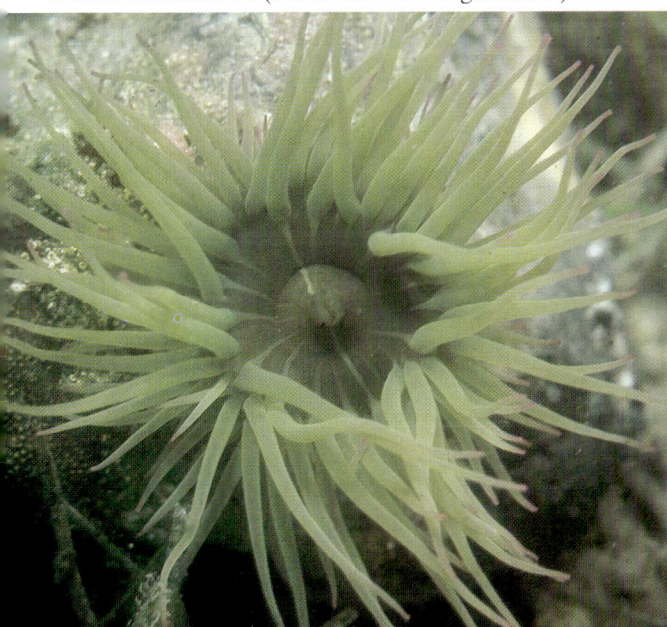

Wachsrosenfeld *(Anemonia viridis)*
mehrere m^2

Einzelner Wachsrosenpolyp ca. 20 cm
Fotos: Mittelmeer (Dr. Friedrich Naglschmid)

Dreiaktinie
(Triactis producta)
Foto: Rotes Meer
(Werner Mehrle)

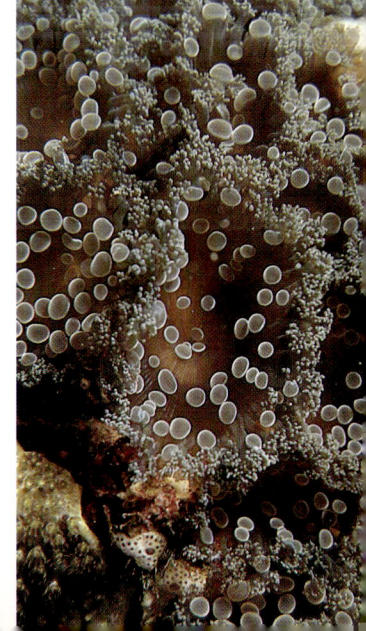

Staatsquallen (Siphonophora)

Engl.: siphonophores · Franz.: siphonophores

Erkennungsmerkmale

Es sind freischwimmende Nesseltierkolonien, die Medusen (Quallen) und zugleich Polypen umfassen. Beide sind ihrer Funktion entsprechend umgebildet und sehr stark spezialisiert. Die Medusen sind meist zu gasgefüllten Schwimmglocken umgebildet. Darunter sitzen große Stammpolypen mit Freß-, Tast- und Wehrpolypen sowie Fangfäden und Geschlechtsglocken, die meist zu Funktionseinheiten zusammengefaßt sind.

Lebensweise

Als Hochseebewohner fischen die Staatsquallen mit ihren langen Fangfäden die Umgebung nach Fischen und Planktontieren ab. Dabei können diese Fangfäden wie bei der Portugiesischen Galeere bis zu 50 m lang werden.

Vorkommen

In allen wärmeren Meeren der Welt. Massenbewohner zu bestimmten Jahreszeiten.

Verletzungen

Aufgrund ihrer Lebensweise sind Begegnungen mit Staatsquallen nicht gerade häufig. Jedoch können sie durch ungünstige Windverhältnisse bis in Küstennähe gelangen. Dann ist es nicht selten, daß Portugiesische Galeeren zu Hunderten in Badebuchten angelandet werden. Besonders betroffen sind Schwimmer, Schnorchler und Strandwanderer, die zufällig mit einer Staatsqualle in Kontakt kommen; selbst tote angetrocknete Tiere sind noch gefährlich (siehe Quallen). Ihr überaus starkes Nesselgift führt zu schweren Hautschäden.

Symptome

Heftige Schmerzen, die sofort nach Kontakt eintreten, blutunterlaufene Stellen, Brandblasen; Taubheit im betroffenen Bereich, Nekrotisierung des Gewebes, Fieber mit Schüttelfrost; in ernsten Fällen folgen Krämpfe mit Atembeschwerden, Schock und Kreislaufzusammenbruch, Bewußtlosigkeit; Todesfälle sind bekannt.

Vorbeugung

Einen sicheren Schutz bietet nur ein vollständiger Tauchanzug.
Bei Begegnungen mit Schwimmblasen der Staatsquallen keine hektischen Bewegungen machen, damit die Fangfäden nicht hochgewirbelt werden. Großen Abstand zu den Tieren halten. Angeschwemmte Tiere nicht bzw. nur mit Handschuhen berühren.

Portugiesische Galeere *(Physalia physalis)* bis 30 m lange Fangfäden
Foto: Indopazifik (Archiv Dr. Naglschmid)

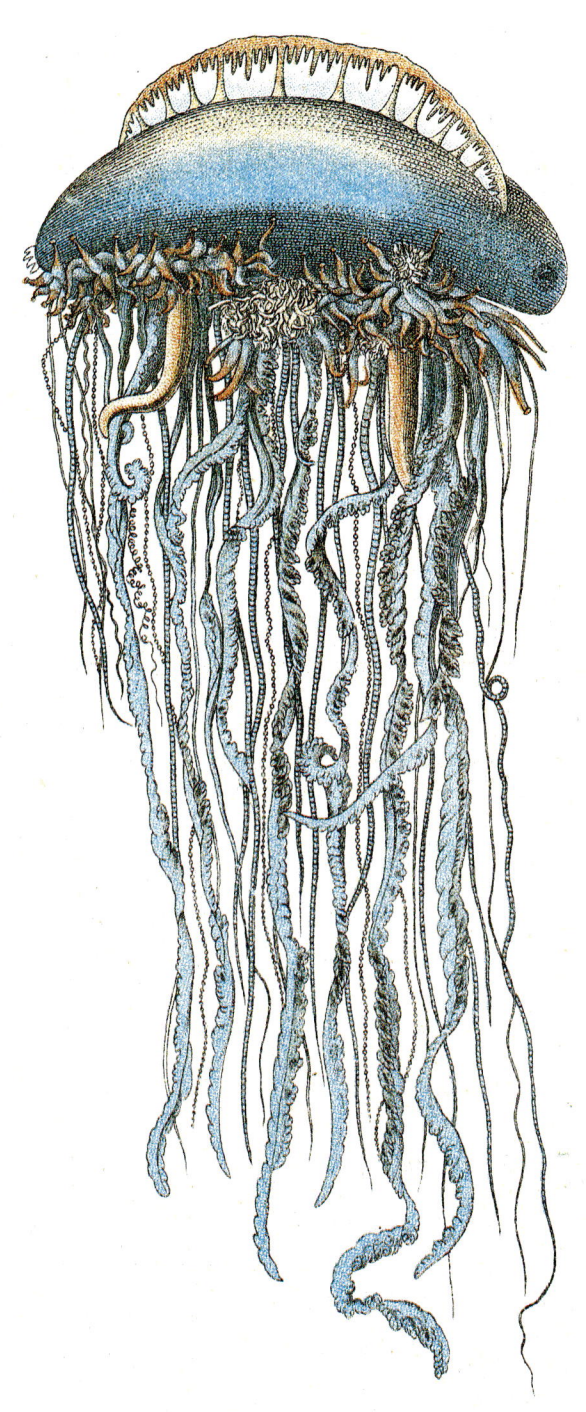

Feuerkorallen (Millepora)
Engl.: fire corals · Franz.: coraux de feu

Erkennungsmerkmale

Feuerkorallen bilden bis zu 1 m große, gelbbraune, netzförmig durchbrochene Fächer oder massive gelbbraune Platten mit stark gerippter Oberfläche. Hauptsächlich ihre weißen Fächerspitzen oder Plattenränder sind mit stark nesselnden Polypen besetzt. Diese Polypen, die meist als feiner Haarsaum zu erkennen sind, ähneln den Brennhaaren der Brennesseln.

Lebensweise

Die in Kolonien lebenden Tiere scheiden ein leicht brüchiges Kalkskelett ab. Feuerkorallen stehen am Riffabhang bevorzugt an der Riffkante und sind meist senkrecht zur vorherrschenden Hauptströmung gewachsen. Oft wachsen mehrere Platten parallel zueinander. Innerhalb der Kolonie besteht Arbeitsteilung; es gibt Freß- und Wehrpolypen, zudem werden freischwimmende Medusen zur Verbreitung produziert. Als Nahrung dient den Tieren Plankton.

Vorkommen

Rotes Meer, Indopazifik, Karibik.

Verletzungen

Bei Kontakt mit dem Körper entladen sich die Nesselkapseln in die Haut. Hinzu kommen mechanische Verletzungen, die durch die abgebrochenen, scharfkantigen Korallenstümpfe hervorgerufen werden, wobei der stark nesselnde Korallenschleim direkt in die offene Wunde gelangt. Am meisten gefährdet sind Schnorchler und Schwimmer, die sich bei starker Brandung vor der Riffkante aufhalten.

Symptome

Berührungsstellen stark gerötet, Entzündung und Blasenbildung; stechender, pochender Schmerz; starke Blutungen durch mechanische Gewebszerstörung, schlecht heilende Wunden, Schwellungen, Gefühllosigkeit, Muskelkrämpfe. In ernsten Fällen Brechreiz, Fieber und Schüttelfrost; bei Übersensibilisierung Schockzustand und Kreislaufzusammenbruch (anaphylaktischer Schock bei Zweitkontakt).

Vorbeugung

Nur Handschuhe und ein kompletter Tauchanzug mit Füßlingen bieten einen wirksamen Schutz vor unliebsamen Verletzungen.

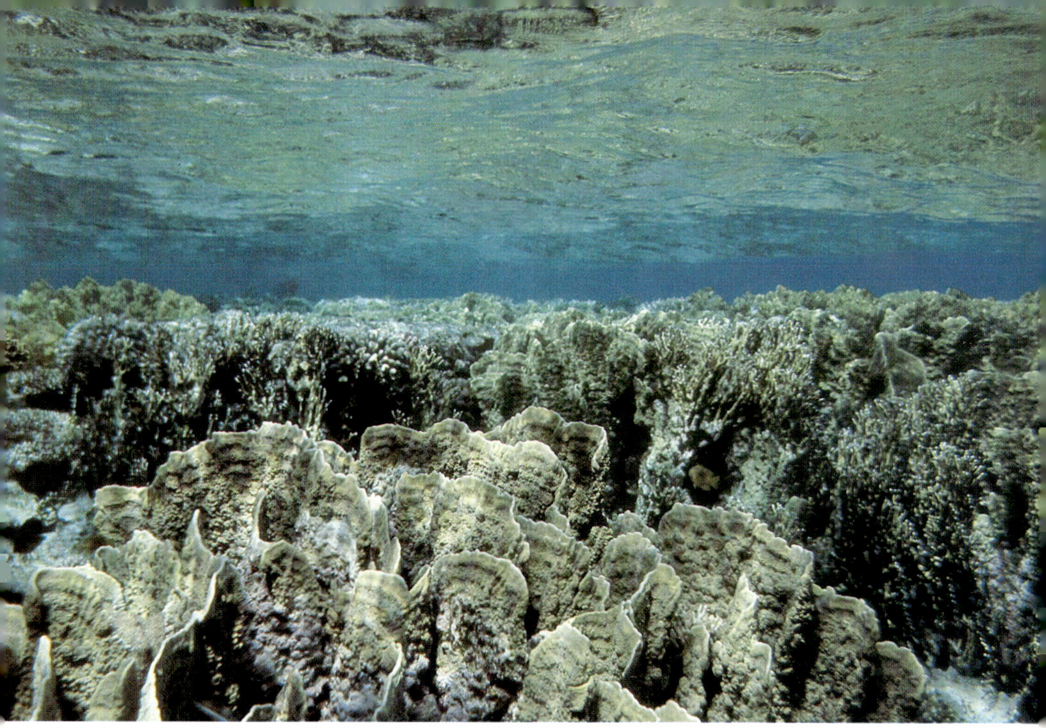

Platten-Feuerkoralle *(Millepora platyphylla)* ca. 1 m
Foto: Rotes Meer (Dr. Peter Schmid)

Netz-Feuerkoralle *(Millepora dichotoma)* ca. 1 m
Foto: Rotes Meer (Dr. Friedrich Naglschmid)

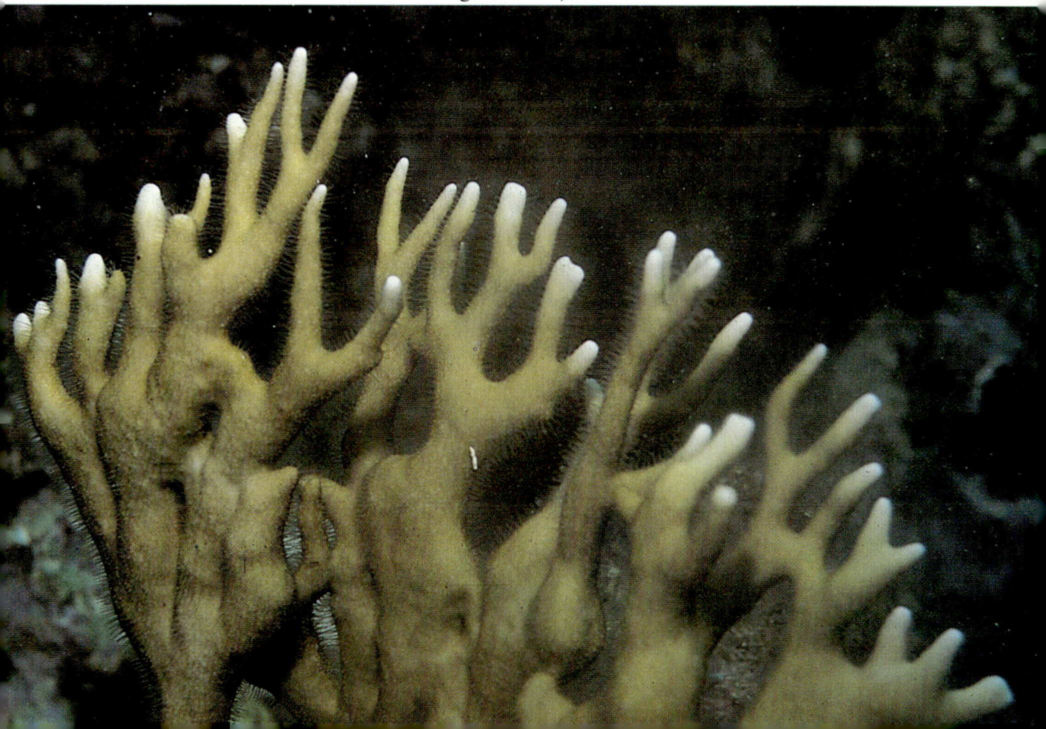

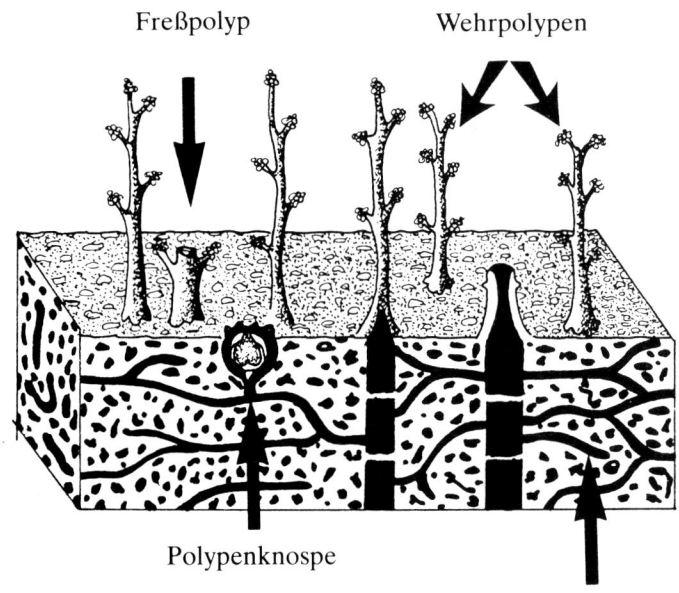

Freßpolyp   Wehrpolypen

Polypenknospe

Kanalsystem

Bildlegende
Schematischer Ausschnitt aus einer **Feuerkorallenkolonie** *(Millepora)*
verändert nach Schuhmacher

Ein engmaschiges Kanalsystem durchzieht den festen Kalkkörper und verbindet
die einzelnen Polypen untereinander. Die Arbeit wird aufgeteilt, sogenannte
Wehrpolypen tragen eine Vielzahl starker Nesselkapseln. Sie übernehmen die
Verteidigung des Tierstockes und den Nahrungserwerb. Das eingefangene
Plankton wird an kleinere aber dickere Freßpolypen weitergegeben, die nur ver-
einzelt zwischen den Wehrpolypen stehen.

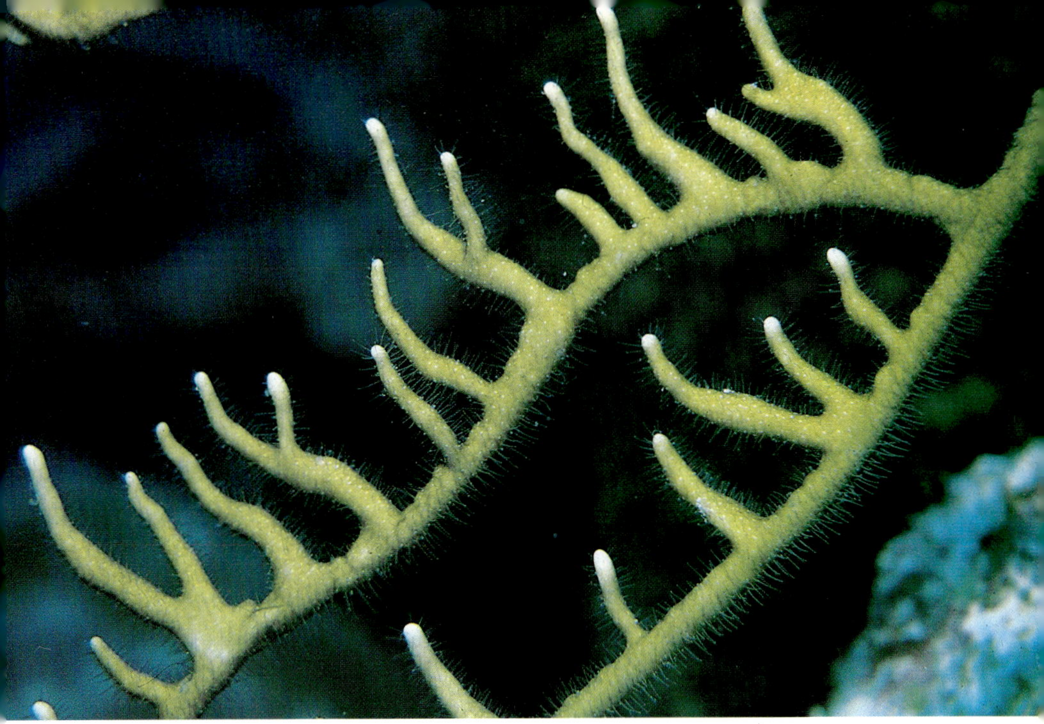

Geweih-Feuerkoralle *(Millepora alcicornis)* ca. 1 m
Foto: Karibik (Dr. Friedrich Naglschmid)

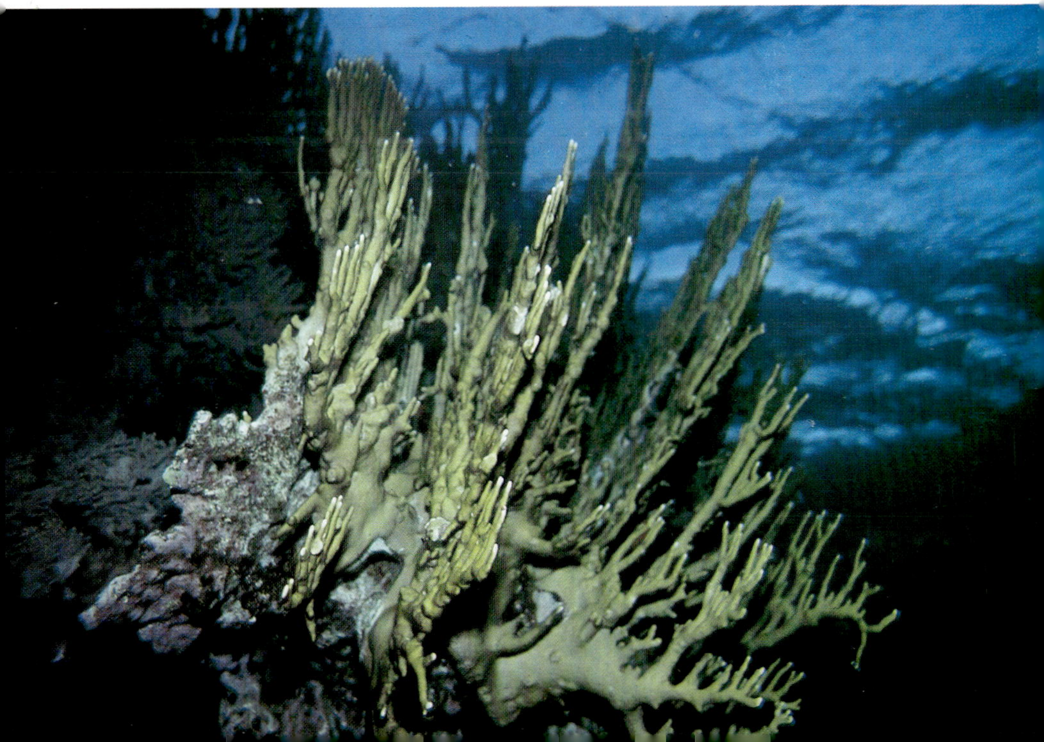

Stichverletzungen

Kegelschnecken (Conidae)

Engl.: cone shells · Franz.: cônes

Erkennungsmerkmale

Je nach Art, bis zu 15 cm große Schnecken, mit schwerer kegelförmiger Schale, welche ein flaches Gewinde und eine scharfkantige Außenlippe besitzt. Die langgezogene Mündung ist ziemlich eng. Die Tiere haben einen fleischigen Rüssel, der mit einem starken harpunenartigen Zahn bewehrt ist. Dieser Hohlzahn steht mit einer Giftdrüse in Verbindung.

Lebensweise

Kegelschnecken sind räuberische Fleischfresser, die andere Schnecken, Borstenwürmer oder sogar Fische mit ihrem Giftzahn töten. Diese, meist nachts aktiven Tiere, trifft man häufig in Seegraswiesen oder auf dem Riffdach zwischen Korallengeröll an.

Vorkommen

Mittelmeer, Rotes Meer, Atlantik, Indopazifik, Pazifik.

Verletzungen

Beim Aufsammeln, meist aber bei unsachgemäßem Transport in der Hand oder in der Badehose oder imTauchanzug kommt es zu den mitunter tödlichen Unfällen. Die Schnecken injizieren mit ihrem giftführenden Radulazahn ein Nervengift, das in wenigen Minuten wirkt. Meist wird die Beweglichkeit der Schnecken unterschätzt. Sie sind in der Lage ihren giftigen Radulazahn um das ganze Schneckengehäuse herum gezielt zu plazieren.

Symptome

Starke Schmerzen. Von der Einstichstelle aus verbreitet sich Gefühllosigkeit, hervorgerufen durch das starke Nervengift; Lähmungen der Gesichtsmuskulatur, der Arme, Beine und zuletzt der Atemmuskulatur.
In ernsten Fällen folgen Kreislaufkollaps und Koma, Todesfälle sind bekannt.

Vorbeugung

Lebende Schnecken nicht mit der nackten Hand anfassen, nicht in die Badehose, Hosentasche oder unter den Tauchanzug stecken. Große Conus-Arten können auch Arbeitshandschuhe durchstechen.

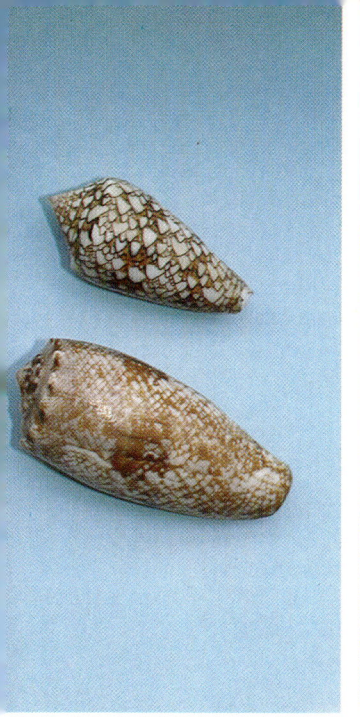

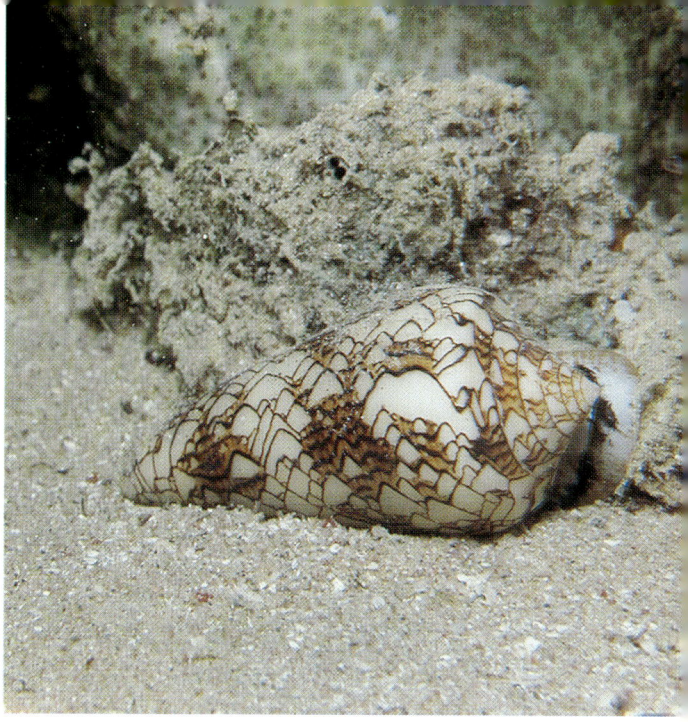

Oben: **Textil-Kegel**
(Conus textile) ca. 8 cm
Unten: **Geografie-Kegel**
(Conus geographus)
ca. 12 cm
Foto (Dr. F. Naglschmid)

Textil-Kegel *(Conus textile)*
Foto: Rotes Meer (Dr. Peter Schmid)

Stachelzahn der Radula von **Kegelschnecken** *(Conus-Arten)*

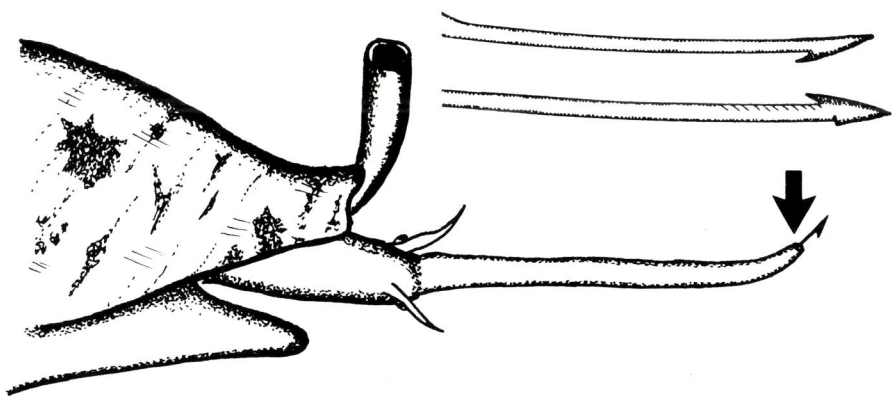

Gemeine Seeigel (Echinoidea)

Engl.: sea urchin · Franz.: oursin

Erkennungsmerkmale

Stachelhäuter mit meist kugel- oder eiförmigem starrem Gehäuse. Gehäuseschale aus 5 Ambulakral- und 5 Interambulakralplatten. Ambulakralplatten mit Saugfüßchen. Die langen Stacheln sind artspezifisch; sie sitzen auf Skeletthöckern und sind durch Muskelbänder beweglich. Zwischen den Stacheln stehen die Pedicellarien, kleine Greifzangen, die mannigfaltig ausgestaltet sind und u. a. als Putzwerkzeuge dienen.

Lebensweise

Seeigel sind nachtaktive Tiere; tagsüber leben sie meist versteckt in Felsnischen oder zwischen Steine geklemmt. Manche tarnen sich mit Muschelschalen bzw. Steinchen und sind dann auch tagsüber auf Nahrungssuche. Seeigel ernähren sich von Algen.

Vorkommen

Alle Meere der Welt.

Verletzungen

Seeigel verursachen die meisten Unannehmlichkeiten. Ihre Stacheln, die mit Widerhaken bewehrt sind, dringen tief unter die Haut und sind sehr schwer zu entfernen und zerbrechen dabei leicht. Selbst am Strand können ihre trockenen Gehäuse noch Unheil anstiften. Gefährdet sind besonders Strandwanderer und Schwimmer, die barfuß über das Korallenriff oder den Felsstrand gehen. Gefahr droht aber auch, wenn man als Schnorchler oder Taucher mit den Beinen gegen Seeigel schlägt, von der Strömung gegen das Riff oder die Felsen geworfen wird, oder bei der Suche nach Halt ausgerechnet in einen Seeigel faßt.

Vorbeugung

Füßlinge mit anvulkanisierter Laufsohle, Badeschuhe oder Surfschuhe gewähren einen gewissen Schutz. Lederhandschuhe und Tauchanzug mindern die Folgen.

Seeigelgehäuse

Stacheln sitzen gelenkig auf dem Seeigelgehäuse auf

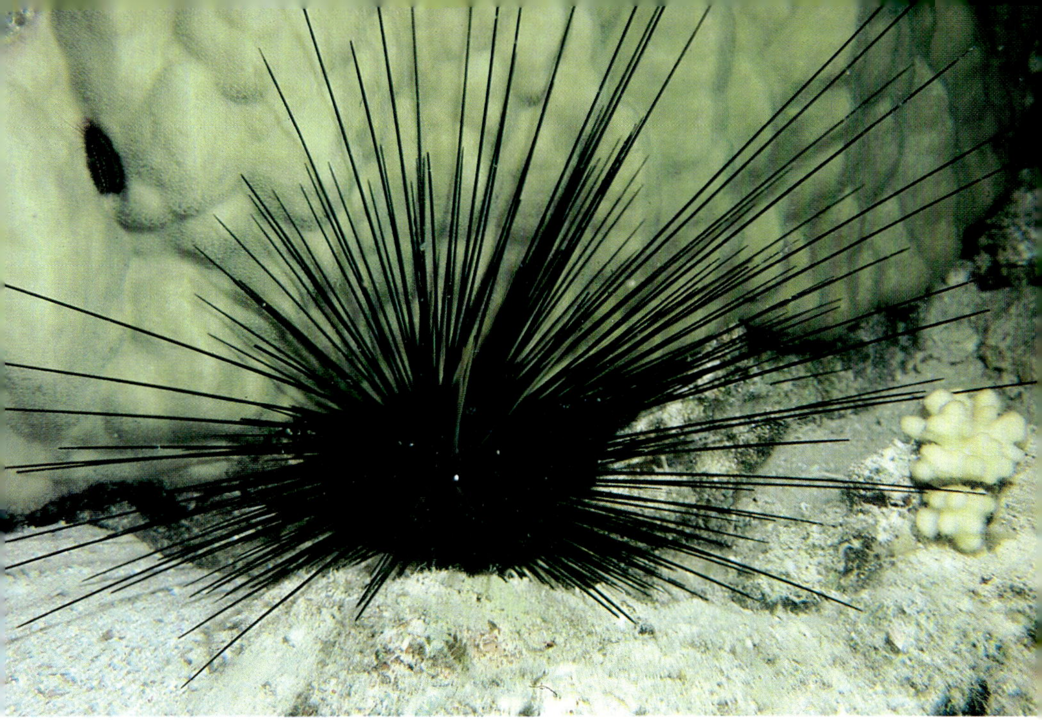

Diademseeigel *(Diadema setosum)* ca. 30 cm
Foto: Rotes Meer (Dietmar Paschke)

Steinseeigel *(Paracentrotus lividus)* ca. 12 cm
Foto: Mittelmeer (Dr. Friedrich Naglschmid)

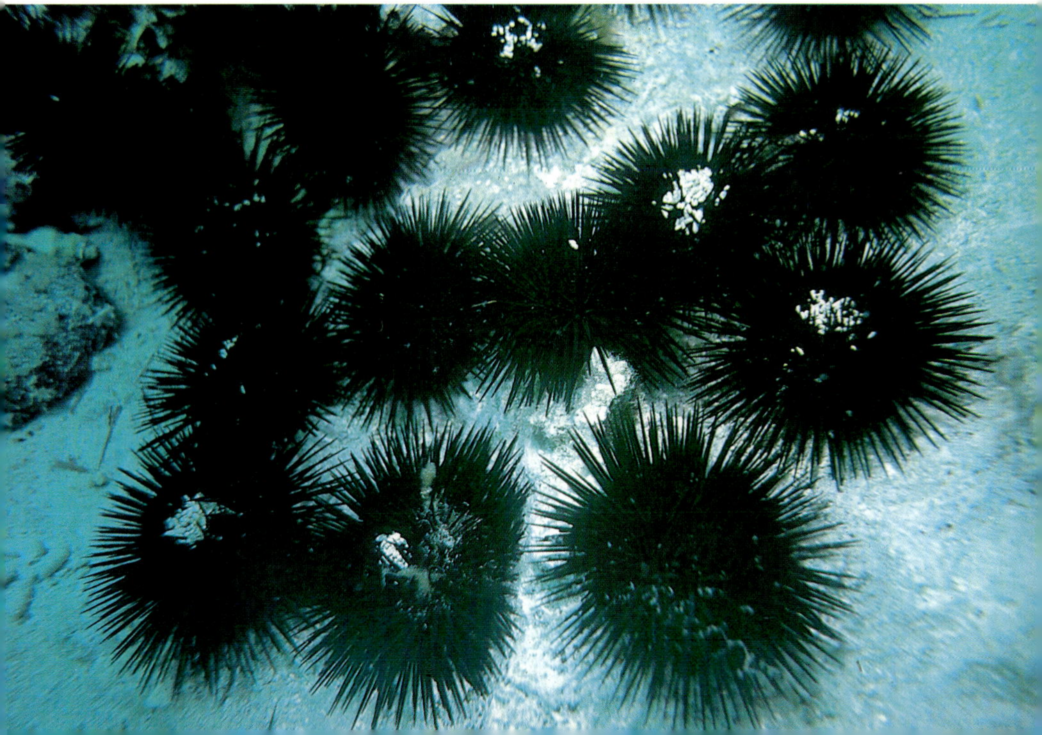

Giftige Lederseeigel (Echinoidea)

Engl.: poisonous sea urchins · Franz.: oursins venimeux

Erkennungsmerkmale

Seeigel mit starrem, oder lederartig beweglichem Gehäuse (Lederseeigel). Im Gegensatz zu den gemeinen Seeigeln sind die Stacheln oft hohl und von einem drüsigen Gewebe umgeben, das in die Stachelhohlräume Gift absondert. Bei Asthenosoma sind sogar blasenförmige Giftbehälter ausgebildet, die an den Stachelenden sitzen. Andererseits können auch die Pedicellarien, wie bei Toxopneustes der Fall, zu giftführenden Greifzangen umgebildet sein.

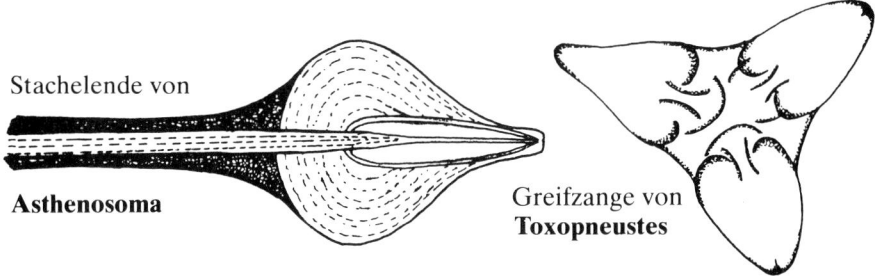

Stachelende von

Asthenosoma

Greifzange von Toxopneustes

Lebensweise

Giftseeigel sind gewöhnlich auf tropische Gewässer mit Korallenriffen beschränkt und meist nur nachts aktiv. Asthenosoma und Toxopneustes kommen meist erst in größerer Tiefe vor.

Vorkommen

Indopazifik, Pazifik, Rotes Meer.

Verletzungen

Seeigelgift gelangt entweder direkt mit den abgebrochenen Stacheln oder über die Pedicellarien in den menschlichen Körper. Diese winzigen, klauenförmigen Greifzangen verbeißen sich zunächst tief in der Haut, reißen dann von ihren dünnen Stielchen ab und verbleiben mehrere Stunden lang an der betroffenen Stelle haften. Wie ein Bienenstachel bleiben sie dabei voll funktionsfähig.

Symptome

Rötung und Schwellung der Einstichstelle, starke ausstrahlende, brennende Schmerzen, Taubheit bis Lähmung des betroffenen Körperteils, hohes Fieber, Kreislaufbeschwerden, Sprachlosigkeit, in schweren Fällen Atemlähmung, Todesfälle sind bekannt.

Vorbeugung

Auch hier schützt nur ein Tauchanzug. Nachts ist besondere Vorsicht geboten.

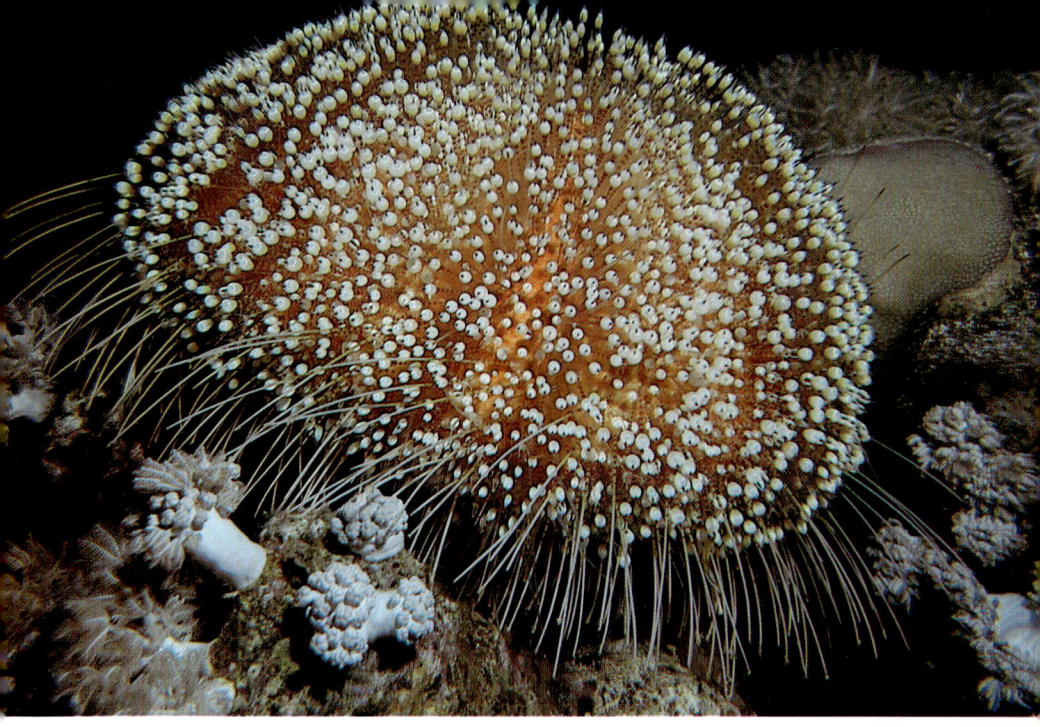

Stecknadelkopfseeigel *(Asthenosoma varium)* ca. 15 cm
Foto: Rotes Meer (Dietmar Paschke)

Seesterne (Asteroidea)

Engl.: starfish · Franz.: etoile de mer

Erkennungsmerkmale

Seesterne gehören zu den Stachelhäutern. Ihr sternförmig, biegsamer Körper besteht aus einer rundlichen abgeflachten Körperscheibe mit in der Regel fünf Armen. Nur wenige Arten haben mehr Arme. In das Bindegewebe der Haut sind Skelettplatten eingelagert, die kurze Stacheln tragen können. Die Epidermis enthält Drüsenzellen, die schleimige Sekrete sezernieren. Von Wimpernzellen unterstützt wird dieser, bei manchen Arten giftige Schleim, über die ganze Körperoberfläche verteilt. Die furchig vertiefte Armunterseite ist mit einer Doppelreihe von Saugfüßchen besetzt.

Lebensweise

Seesterne leben räuberisch. Sie ernähren sich von Krebstieren, Muscheln, Schnecken, Korallenpolypen usw. Zur Nahrungsaufnahme wird der Magen ausgestülpt.

Vorkommen

In allen Meeren der Welt.

Verletzungen

Die schleimigen Sekrete ihrer Körperoberfläche können, wenn sie über eine Wunde in die Blutbahn gelangen, toxisch wirken. Auch auf den Schleimhäuten der Nase und des Mundes erzeugen sie starke Reizungen. Besonders vorsichtig sei man mit der Dornenkrone (Acanthaster plancii). Eine Verletzung an ihren unzähligen Stacheln hat schlimme Folgen.

Symptome

Starke Reizung der Augen, Nasen- und Lippenschleimhäute; Verletzungen an der Dornenkrone führen zu großflächigen schmerzhaften Wunden; Entzündung, Taubheit des betroffenen Körperteils, örtliche Lähmungen, große Gefahr von Sekundärinfektionen.

Vorbeugung

Dornenkronen sollten nur mit dicken Handschuhen angefaßt werden.

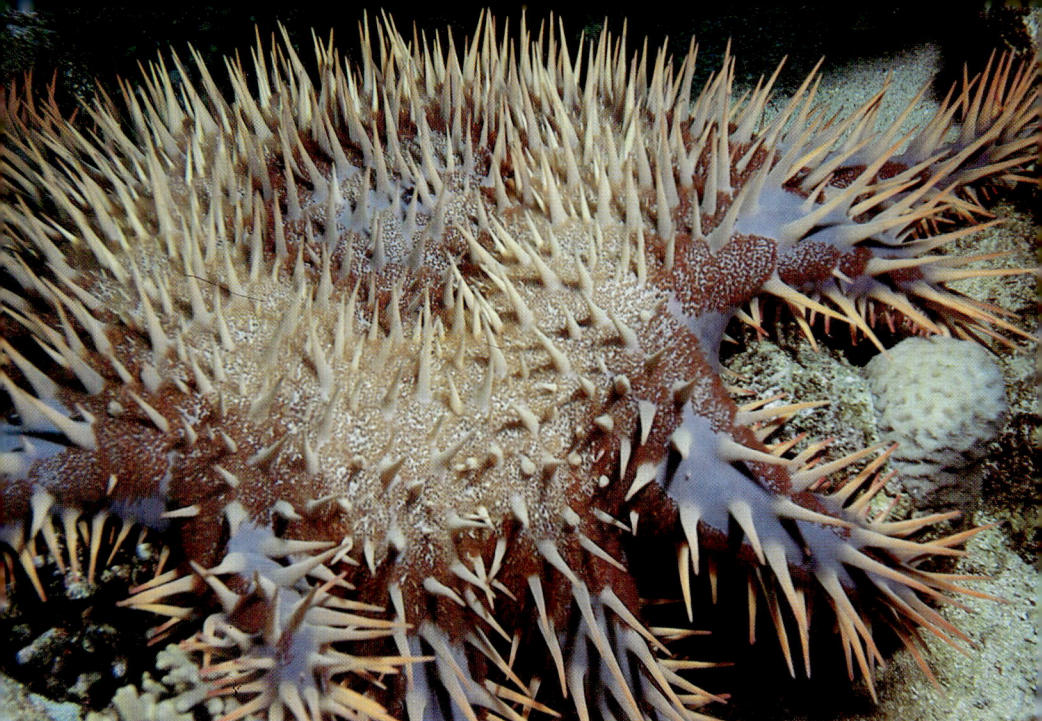

Dornenkrone *(Acanthaster plancii)* ca. 60 cm
Foto: Rotes Meer (Dietmar Paschke)

Borstenwürmer (Polychaeta)

Engl.: bristle worm · Franz.: polychaetes, vers de feu

Erkennungsmerkmale

Borstenwürmer haben in der Regel eine langgestreckt wurmförmige Gestalt. Ihr Körper ist äußerlich sichtbar, wie beim Regenwurm, in Segmente unterteilt. Jedes Körpersegment trägt seitlich stummelförmige Fortsätze mit gebündelt oder in Reihen stehenden Borsten (Name!). Die Kopfsegmente sind vielfältig ausgestaltet und dienen mit zur Unterscheidung der Arten.

Lebensweise

Borstenwürmer werden aufgrund ihrer Lebensweise in zwei Gruppen unterteilt, in die seßhaften, planktonfressenden Sedentaria (Festsitzende) und die freilebenden, räuberischen Errantia (Umherirrende). Die Planktonfresser leben in am Substrat festgewachsenen Wohnröhren, die sie selbst anfertigen und in die sie sich bei Gefahr blitzschnell zurückziehen. Ihre Kopfanhänge sind zu herrlichen Tentakelkränzen umgebildet. Die räuberischen Arten tragen scharfe Kiefer und ernähren sich meist von Aas.

Vorkommen

Alle Meere der Welt.

Verletzungen

Bei den räuberischen Arten brechen die langen dünnen Borsten leicht ab. Sie dringen tief in die Haut, wobei zusätzlich Giftstoffe in die Wunde gelangen. Weniger gefährlich ist die zufällige, als die gewollte Berührung.

Symptome

Starke Entzündungen, heftige Schmerzen, Brennen und langanhaltender Juckreiz, die betroffene Stelle wird taub, große Infektionsgefahr.

Vorbeugung

Beim Umgang mit Borstenwürmern stets Handschuhe tragen.

Feuerwurm *(Hermodice carunculata)* ca. 25 cm
Foto: Mittelmeer (Dr. Friedrich Naglschmid)

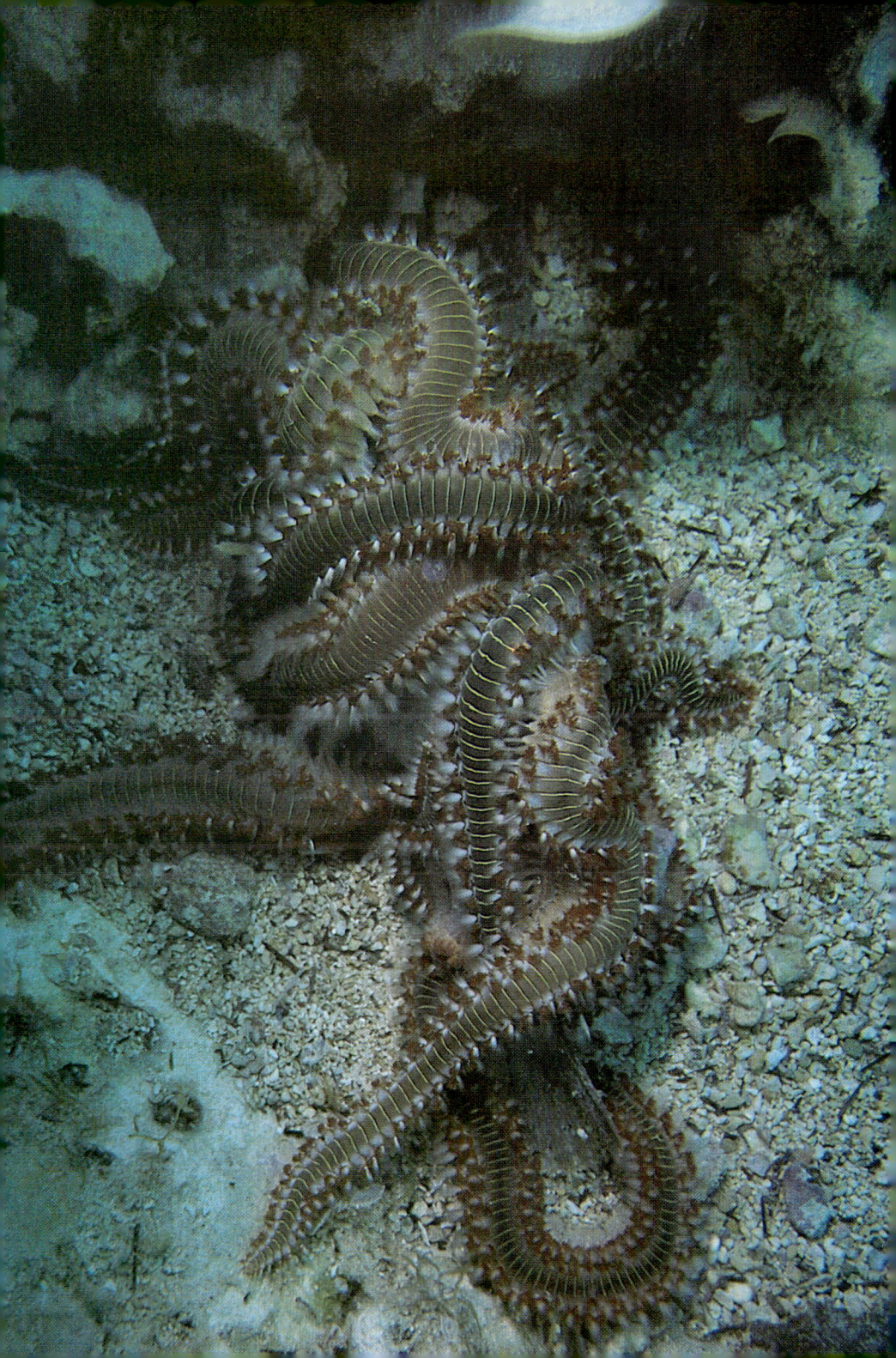

Stechrochen (Trygonidae-Dasyatidae)

Engl.: stingray · Franz.: pastenague

Erkennungsmerkmale

Stechrochen erreichen eine Körperlänge von annähernd 2 m. Ihre flache Körperscheibe sowie der Kopf sind von den Brustflossen vollkommen umschlossen. Die Augen stehen hoch am Kopf. Rücken- und Schwanzflosse fehlen meist. Der mehr als körperlange Schwanz trägt in der Nähe der Schwanzwurzel 1 – 2 widerhakenbewehrte Stacheln mit Giftdrüsen.

Lebensweise

Stechrochen bevorzugen seichtes Gewässer mit Sandgrund, dabei halten sie sich gerne in Strandnähe auf. Als Nahrung schätzen sie wirbellose Bodentiere.

Vorkommen

In allen Meeren der Welt.

Verletzungen

Stechrochen können ernste Verletzungen verursachen. Wenn sie durch Schwimmbewegungen oder beim Waten im Sand getreten werden, wissen sie sich heftig mit ihrem Schwanz zu wehren. Die mit Widerhaken bewehrten messerscharfen Dornen reißen tiefe Wunden, in die zusätzlich Gift gelangt.

Symptome

Sehr starke, pochende bis brennende Schmerzen, die von der Einstichstelle auf die betroffene Extremität ausstrahlen, gefolgt von Durchfall, Übelkeit, Schweißausbrüchen, Angstzuständen, starkem Blutdruckabfall, der im Kollaps enden kann; Todesfälle sind bekannt.

Vorbeugung

Im Flachwasser bei Strand- und Riffwanderungen mit schlürfenden Schritten gehen. So kann man Rochen aufscheuchen und läuft nicht Gefahr, auf einen sich sonnenden Rochen zu treten. Sandflächen genau beobachten, da sich Rochen gerne bis auf die Augen eingraben. Tiere nie in die Enge treiben. Ihr Peitschenschwanz erreicht im Umkreis von ein bis zwei Meter jedes Ziel.

Bis zu 10 cm lang werden die am Schwanz der **Stechrochen** sitzenden, mit Widerhaken bewehrten Stacheln.
Fotos: Karibik, Pazifik (Dr. Friedrich Naglschmid)

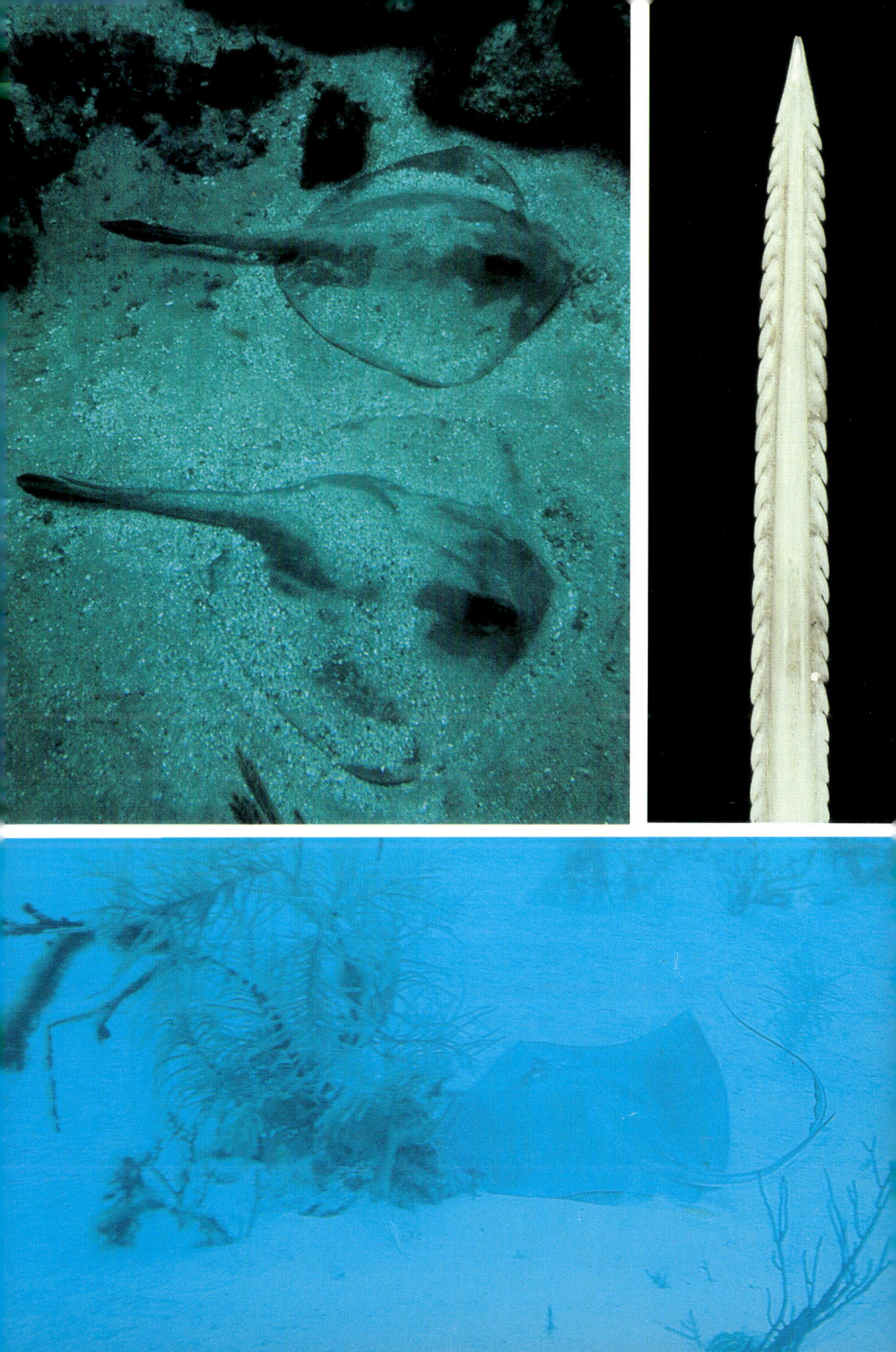

Adlerrochen (Myliobatidae)

Engl.: eagle ray · Franz.: raie leopard

Erkennungsmerkmale

Adlerrochen werden bis zu 1,5 m lang. Der Körper ist flach. Typisch sind die flügelartigen, spitzauslaufenden Brustflossen; sie schließen den klobigen Kopf nur teilweise ein. Bei manchen Arten sind sogenannte Kopfflossen vorhanden. Die Schnauze ist abgerundet, die Augen stehen seitlich. Der lange peitschenförmige Schwanz trägt an der Basis 1 – 2 gesägte Giftstacheln.

Lebensweise

Adlerrochen ernähren sich hauptsächlich von Muscheln und Schnecken, daher sind sie über größeren Sand- und Schlammflächen recht häufig anzutreffen. Zu bestimmten Jahreszeiten treten sie in großen Scharen auf, wobei sie dicht unter der Wasseroberfläche schwimmen.

Vorkommen

In allen wärmeren Meeren.

Verletzungen

Auch Adlerrochen können sich heftig wehren und schwere Verletzungen verursachen. Dabei reißen sie mit ihren widerhakenbewehrten Stacheln tiefe, stark blutende Wunden.

Symptome

Schmerzhafte tiefe Wunden; die Umgebung der Einstichstelle verfärbt sich aschgrau-blaurot und schwillt sehr stark an. Es folgen Schweißausbrüche, starker Blutdruckabfall und Erbrechen.

Vorbeugung

Als Taucher kommt man mit Adlerrochen seltener in Berührung, da sich diese meistens schwimmend im Freiwasser aufhalten. Gefährdet sind eigentlich nur Fischer und Harpunenjäger, die diese Tiere mehr oder weniger zufällig fangen.

Adlerrochen *(Myliobatis aquila)* ist in tropischen Meeren häufiger anzutreffen
Foto: Pazifik (Heinz Eder)

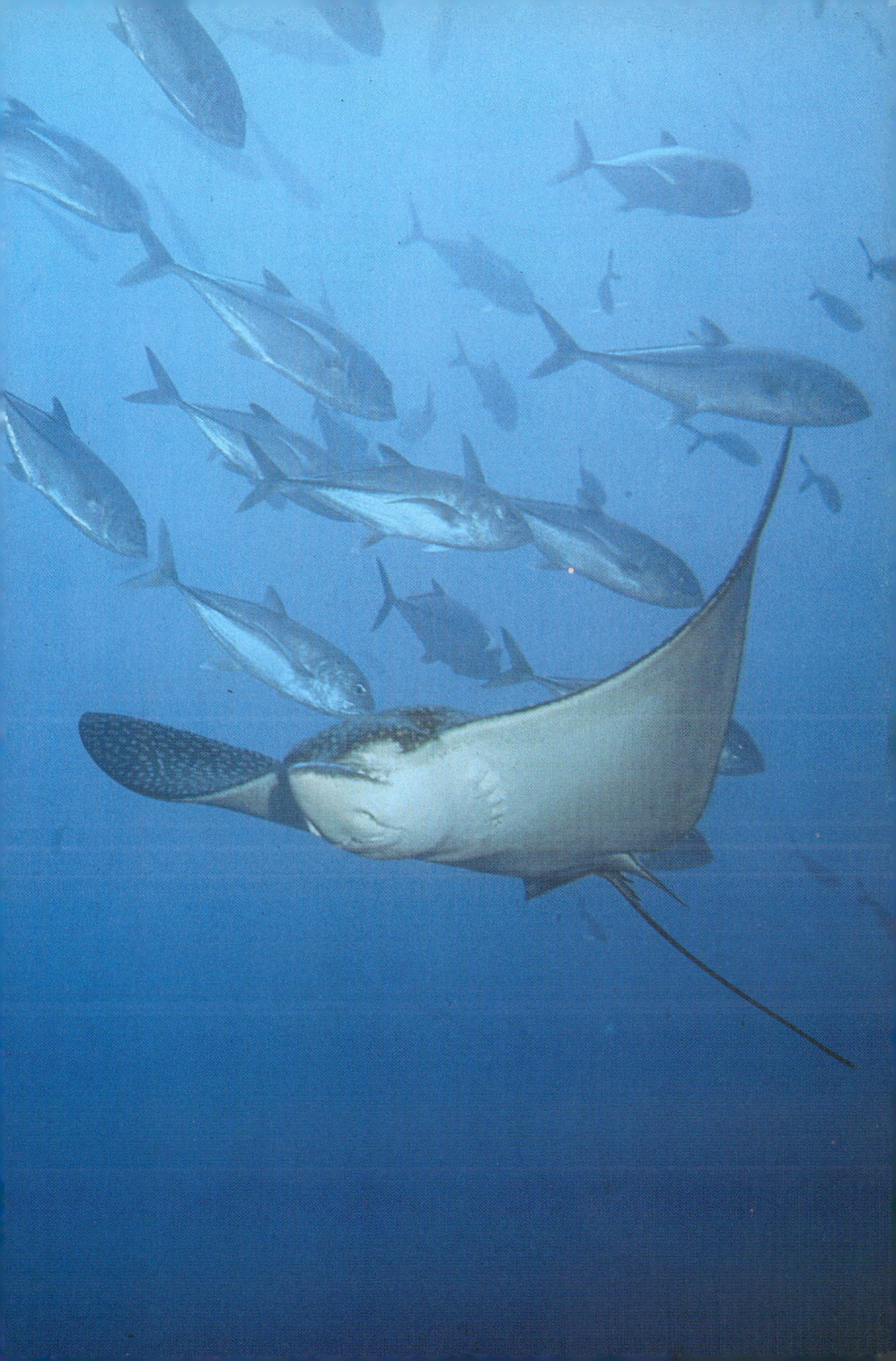

Korallenwelse (Plotosidae)

Engl.: barbel eels · Franz.: machoiron

Erkennungsmerkmale

Korallenwelse werden bis zu 30 cm groß. Als typische Vertreter der Welse tragen sie Barteln am Kinn. Der Schwanz erscheint zugespitzt, da die 2. Rückenflosse und die Afterflosse über den Körper hinaus zusammenlaufen. Zu Giftstacheln sind jeweils die 1. Flossenstrahlen der 1. Rückenflosse und der Brustflossen umgebildet. Diese spitzen, sägezahnförmigen Dornen tragen an der Basis Giftdrüsen. Körperfarbe braun bzw. weiß-braun längsgestreift.

Lebensweise

Korallenwelse treten dicht aneinandergedrängt in Gruppen auf. Besonders Jungfische bilden als Schwarm eine in Bodennähe „rollende Kugel". Als Bewohner der flachen Küstenzonen wühlen sie im sandigen Untergrund nach Nahrung. Sie fressen Detritus, gelegentlich kleine Fische, Krustentiere und Weichtiere.

Vorkommen

Indopazifik, Rotes Meer.

Verletzungen

Das giftige Sekret der Flossenstrahlen gelangt über die Einstichstelle in den menschlichen Körper. Gefährdet sind eigentlich nur Fischfänger und Aquarianer, die diese Fische anfassen müssen.

Symptome

Heftige Schmerzen, Anschwellen der Wundregion und weitere Ausdehnung über den betroffenen Körperteil hinaus; bei schwacher Konstitution Übelkeit. Schweißausbrüche, Fieber, Schüttelfrost.

Vorbeugung

Handschuhe tragen.

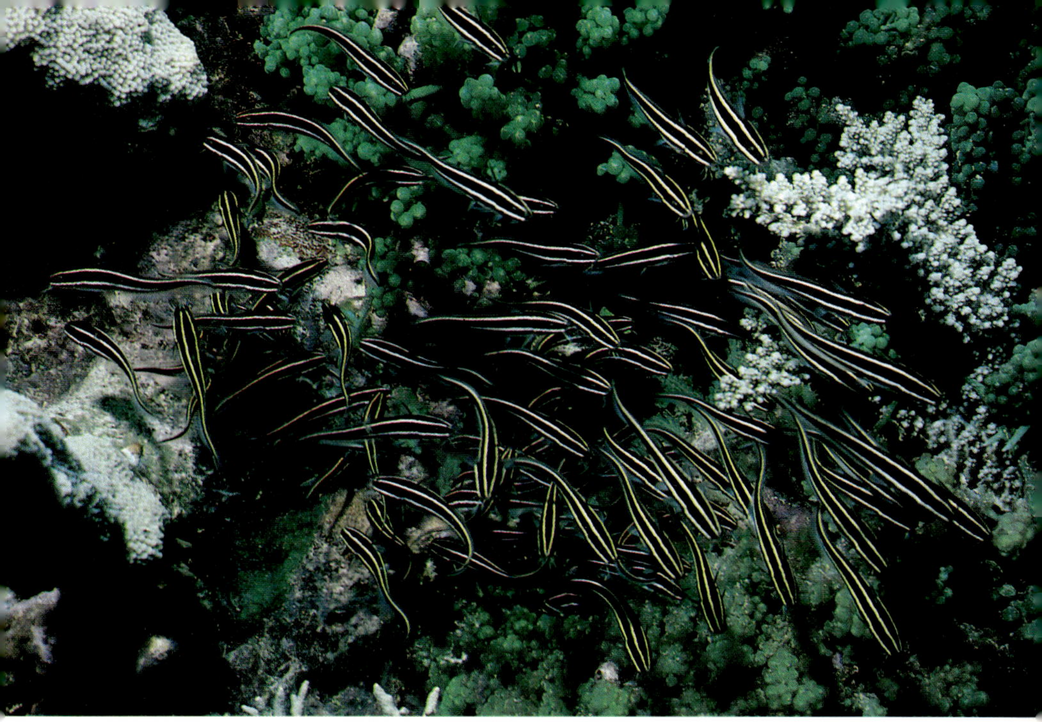

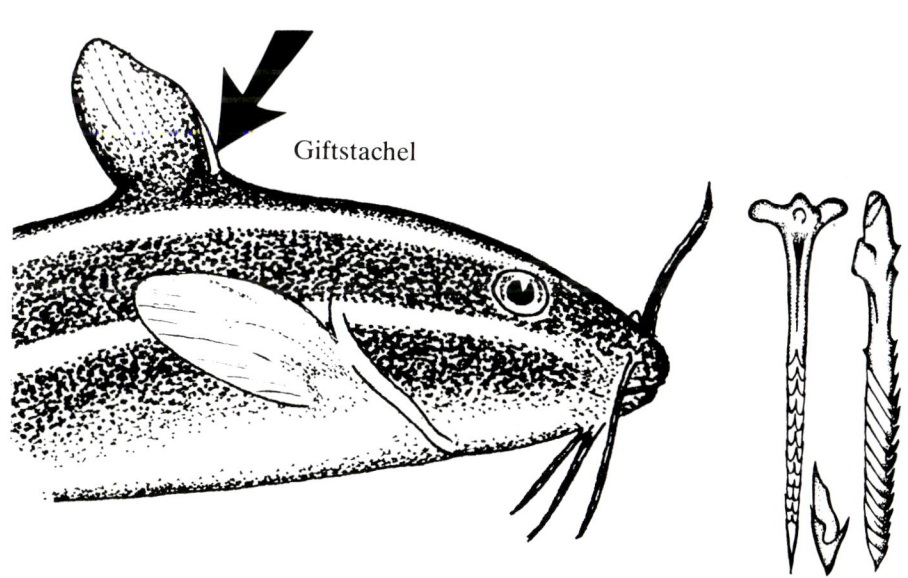

Korallenwels *(Plotosus anguillaris)* ca. 30 cm
Foto: Australien (Waltraud Binanzer)

Giftstachel

Drachenköpfe, Skorpionsfische (Scorpaenidae)

Engl.: scorpionfish · Franz.: rascasse

Erkennungsmerkmale

Fische mit auffallend kantigem Kopf. Das Kinn trägt meistens längliche Hautläppchen. An den Kiemendeckeln sitzen giftführende Dornen, die schwanzwärts gerichtet sind. Der Körper ist stark schuppig. Die lange Rückenflosse ist im hinteren Teil eingeschnitten. Ihr vorderer Teil ist hartstrahlig, ihre Flossenstrahlen führen ein starkes Gift. Diese Fische haben paarige Brust- und Bauchflossen, letztere sind brustständig, sowie eine Afterflosse. Körperfarbe rötlichbraun bis rot-marmoriert; sie wird der Umgebung angepaßt.

Lebensweise

Drachenköpfe bevorzugen harten Untergrund, Fels und Korallenblöcke. Tagsüber liegen sie unter Überhängen oder vor Höhlen und sind wegen ihrer guten Tarnung kaum auszumachen. Nachts verlassen sie ihr Versteck und gehen auf Nahrungssuche. Als Lauerräuber warten sie geduldig bis ihnen kleine Fische und Krebse zu nahe kommen, dann sperren sie ihre Kiefer weit auf, wodurch die Beute eingesogen wird. Sie wird am Stück verschlungen.

Vorkommen

In allen wärmeren Meeren der Welt.

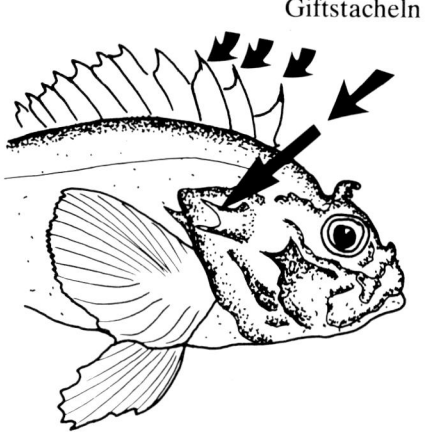

Giftstacheln

Verletzungen

Beim Schwimmen besteht kaum die Gefahr, daß man mit Drachenköpfen in Berührung kommt. Auch Tauchern gegenüber verhalten sie sich sehr scheu, so daß kaum die Gefahr einer Verletzung besteht. Gefahr droht jedoch Anglern und Fischern bzw. denen, die diese Fische zubereiten, da die Giftstacheln nahezu an jeder Körperseite postiert sind.

Symptome

Starke Blutungen, die Einstichstelle schwillt an, anhaltende brennende Schmerzen; die Schwellung breitet sich langsam aus, Schmerzsteigerung; bei schwacher Konstitution Übelkeit, Schweißausbrüche, Herzklopfen und Schüttelfrost.

Vorbeugung

Drachenköpfe nur mit Handschuhen anfassen. Wer unter Wasser, besonders im Korallenriff nach Halt sucht, sollte genau beachten, wo er hingreift; denn Drachenköpfe sind wegen ihrer guten Tarnung schlecht auszumachen.

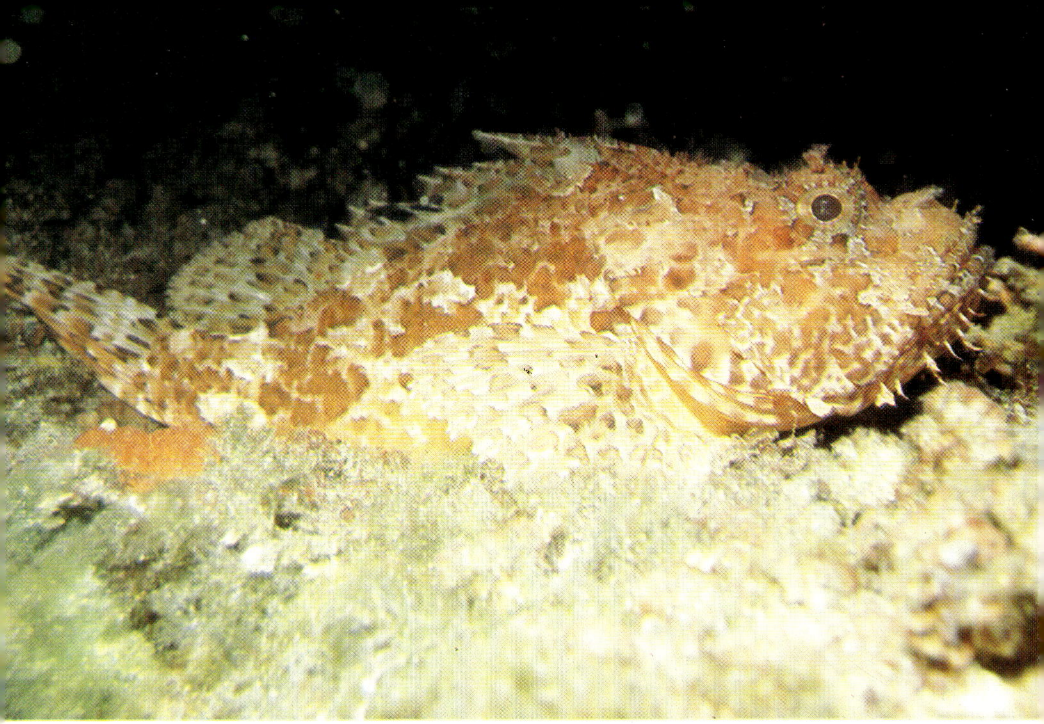

Großer Drachenkopf *(Scorpaena scrofa)* ca. 50 cm
Foto: Mittelmeer (Dr. Friedrich Naglschmid)
Buckeliger Drachenkopf *(Scorpaenopsis gibbosa)* ca. 30 cm
Foto: Rotes Meer (Dr. Peter Schmid)

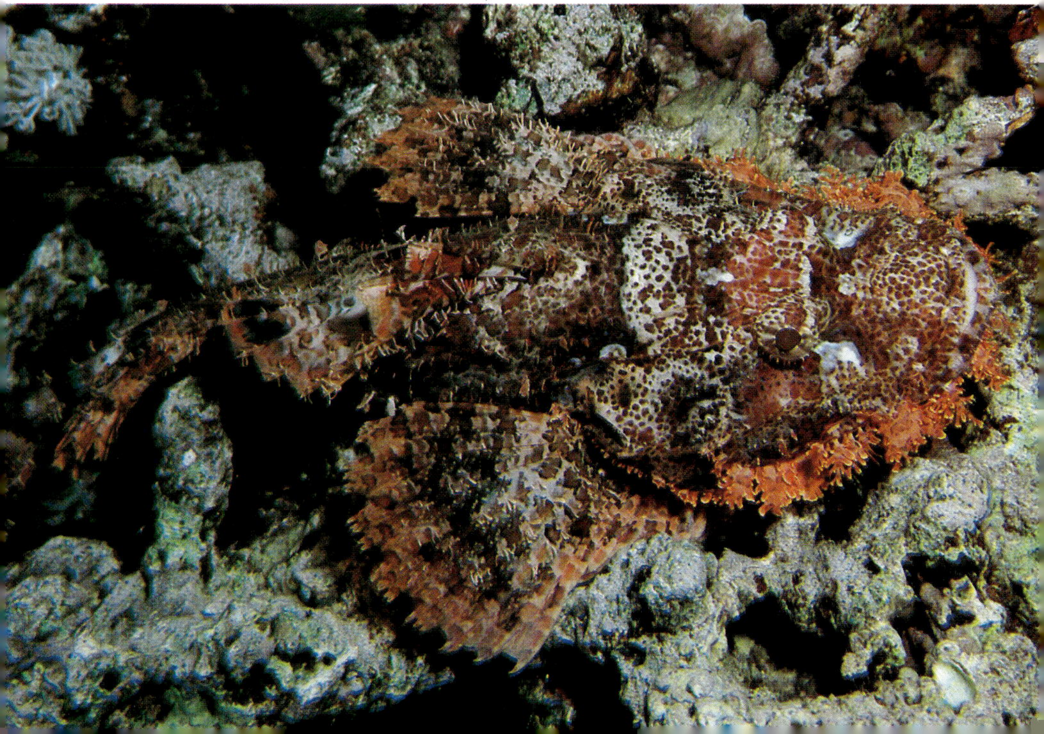

Rotfeuerfische (Scorpaenidae)
Engl.: lionfish · Franz.: ptérois

Erkennungsmerkmale

Es sind 20 – 40 cm lange Fische mit auffallend weit ausladenden, gelappten bis strahligen Brust- und Rückenflossen. Der Kopf trägt allerlei Anhängsel, die Augen sind stark entwickelt. Vor allem die Rückenflossenstrahlen führen ein starkes Gift, das dem der Kobra verwandt ist. Farbe, lebhaft rötlich braun und weiß gebändert.

Lebensweise

Rotfeuerfische sind nachtaktiv; sie halten sich tagsüber in Höhlen und unter Überhängen auf. Die großen Brust- und Bauchflossen dienen ihnen als Sperrnetz, mit dem sie die Beute, kleine Fische, in die Enge treiben.

Vorkommen

Indischer Ozean, Rotes Meer, Pazifik.

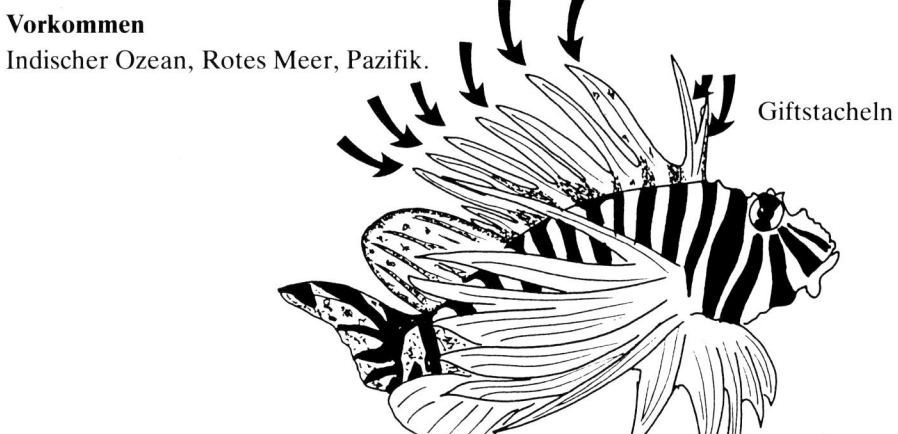

Giftstacheln

Verletzungen

Rotfeuerfische setzen sich aktiv zur Wehr, wenn sie sich angegriffen fühlen; dabei schwimmen sie mit weit gespreizten Rückenflossen auf den Angreifer zu und versuchen ihn zu rammen.

Symptome

Brennender Schmerz im Bereich der Einstichstelle, starke Schwellungen, unerträgliche Schmerzen, Gewebezerfall im Bereich der Stichstelle; in ernsten Fällen Atembeschwerden, Kreislaufkollaps, Ohnmacht, Todesfälle sind selten.

Vorbeugung

Man sollte respektvollen Abstand zu Rotfeuerfischen halten. Auf keinen Fall die Tiere mit der bloßen Hand verscheuchen oder anfassen wollen. Vorsicht ist auch geboten, wenn man unter Steine greift oder sich auf den Grund absinken läßt. Besondere Vorsicht ist bei Nachttauchgängen geboten.

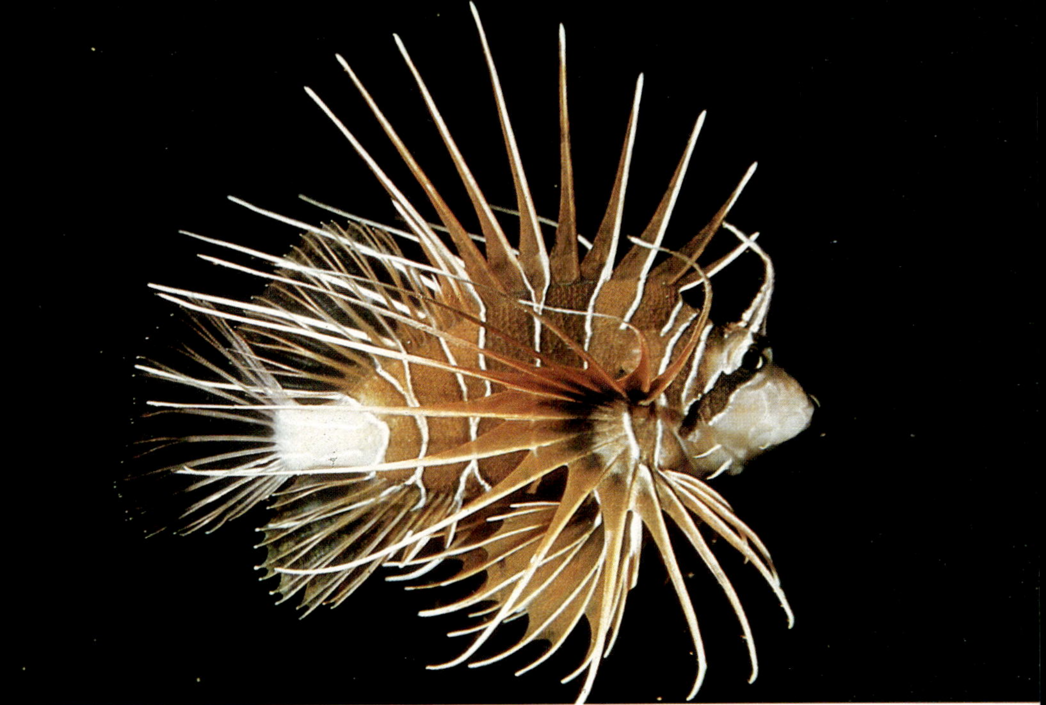

Strahlenrotfeuerfisch *(Pteropterus radiatus)* ca. 25 cm
Foto: Rotes Meer (Inge Lenmark)

Rotfeuerfisch *(Pterois volitans)* ca. 35 cm
Foto: Rotes Meer (Dietmar Paschke)

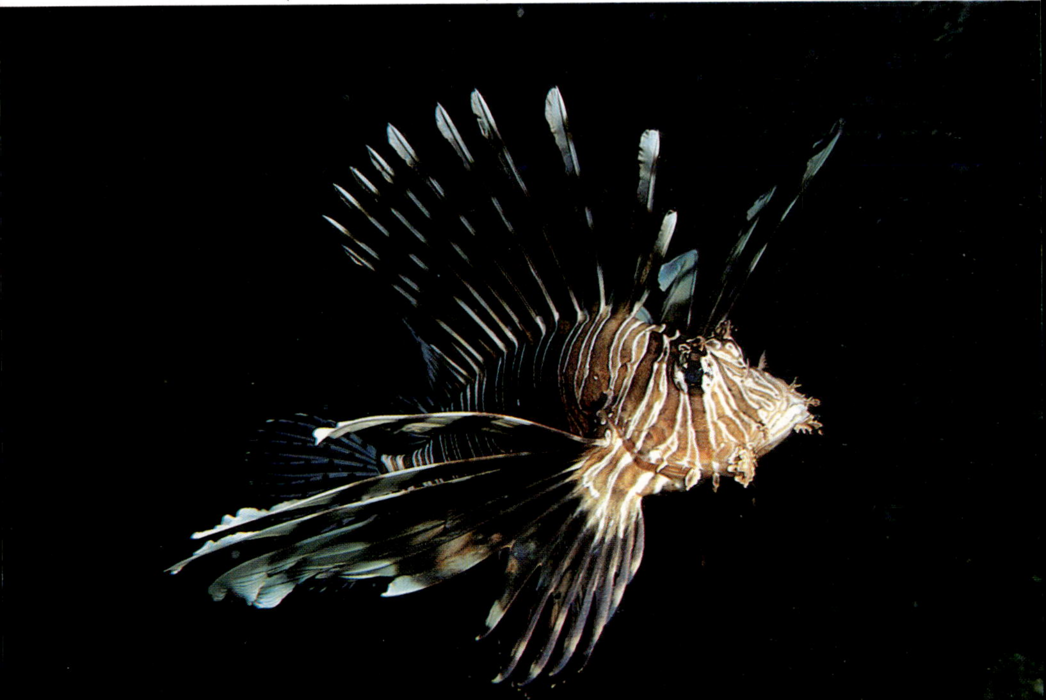

Steinfische (Synancejidae)

Engl.: stonefish · Franz.: poisson pierre

Erkennungsmerkmale

Steinfische sind unübertroffene Meister der Tarnung, dazu trägt vor allem die warzig strukturierte Körperoberfläche bei. Auf den verhornten Hautstellen können sogar Algen wachsen. Die Körperlänge der Steinfische beträgt bis zu 60 cm. Der große Kopf wirkt bullig, die Mundspalte ist schräg nach oben gezogen. Ihre Augen stehen hoch am Kopf und liegen meist eng zusammen. Die einteilige, lange Rückenflosse trägt 13 gedrungene Flossenstrahlen mit Giftdrüsen. Auch 3 Analflossenstrahlen und 2 Bauchflossenstrahlen führen das lebensgefährliche Gift. Besondere Kennzeichen sind die außerordentlich großen Brustflossen. Körperfarbe grünlich-grau bis hellbraun oft rotbraun gefleckt.

Lebensweise

Steinfische halten sich tagsüber in Korallenblöcken versteckt und gehen erst nachts auf Nahrungssuche. Typisch für Bodenfische sind sie dann frei oder halb eingegraben auf Sandböden anzutreffen. Als passive Lauerräuber schnappen sie nach kleinen Fischen, die einfach eingesaugt werden, wenn sie zu nahe kommen.

Vorkommen

Rotes Meer, Indopazifik, Pazifik.

Verletzungen

Als schlechte Schwimmer verhalten sie sich Menschen gegenüber passiv. Gefährlich wird es, wenn sie angefaßt werden, weil sie mit einem Stein verwechselt wurden, oder getreten werden. Stark gefährdet ist auch ein photographierender Taucher, der mehr das Photoobjekt im Auge hat, als den Platz auf dem er kniet.

Symptome

Extrem brennende, pochende Schmerzen, die Einstichstelle verfärbt sich blau, zusätzlich bildet sich ein roter Ring; die betroffene Stelle wird heiß und schwillt unförmig an; die Bewegungsfreiheit kann dabei stark eingeschränkt werden, großflächiger Gewebezerfall im Bereich der Stichstelle.
Rasches Auftreten von Übelkeit, Erbrechen, Blutdruckabfall, Herzstillstand; zirka 30 % der bekannten Unfälle verliefen tödlich.

Vorbeugung

Bei Nachttauchgängen im indopazifischen Raum ist besondere Vorsicht geboten, genügend Abstand zum Boden halten. Stellen, auf denen man sich niederlassen, oder festhalten will, gut ausleuchten.

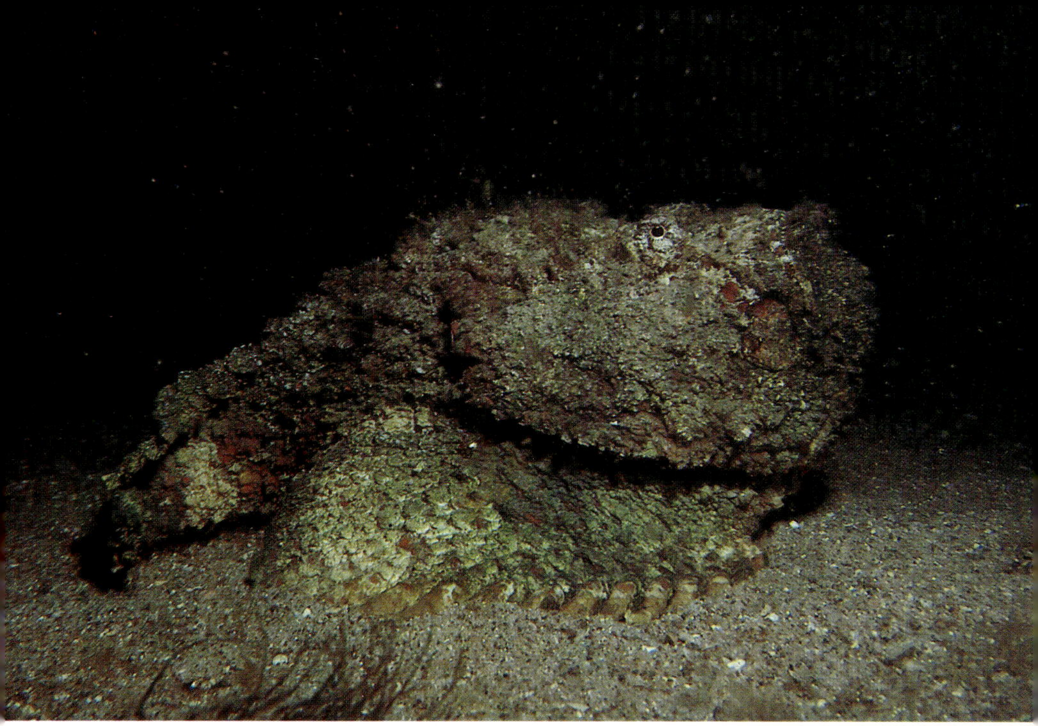

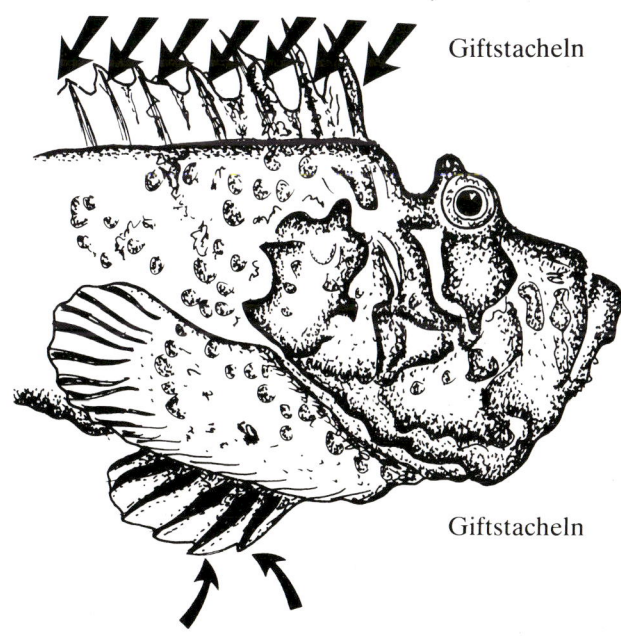

Steinfisch *(Synanceja verrucosa)* ca. 40 cm
Foto: Rotes Meer (Dietmar Paschke)

Giftstacheln

Giftstacheln

Petermännchen (Trachinidae)

Engl.: weever · Franz.: vive

Erkennungsmerkmale

Es sind 10 – 50 cm lange Fische mit seitlich abgeflachtem Körper. Die Augen stehen hoch am Kopf; die Mundspalte ist schräg nach oben gerichtet. Die Kiemendeckel tragen einen kräftigen, gut sichtbaren Dorn mit basal liegenden Giftdrüsen. Die Rückenflosse ist zweiteilig. Die Erste wird von 5 – 7 giftführenden Stacheln gebildet, die bei Bedrohung senkrecht aufgerichtet sind. Die zweite Rückenflosse ist wie die Afterflosse außerordentlich lang. Die Bauchflossen sind klein und kehlständig. Körperfarbe hell bis ockerfarben mit bläulichem Schimmer.

Lebensweise

Grundfische auf Sand- und Schlammböden, halb eingegraben auf Beute lauernd. Sie wird durch plötzliches Hervorschnellen überrascht und am Stück verschlungen. Als Flachwasserbewohner kommen sie oft dicht unter der Wasseroberfläche in Strandnähe vor.

Vorkommen

Mittelmeer, Atlantik.

Verletzungen

Bedingt durch ihr mitunter zahlreiches Vorkommen an dicht bevölkerten Sandstränden kommt es öfters vor, daß Badeurlauber auf Petermännchen treten. Diese wissen sich heftig zu wehren, indem sie ihr stark wirksames Gift injizieren. Auch Tauchern gegenüber setzen sie sich aktiv zur Wehr, wenn sie gestört werden.

Symptome

Die Einstichstelle ist zunächst blaß, wird dann aber nach und nach rot. Der Schmerz steigert sich bis zur Unerträglichkeit; der Patient will dabei um sich schlagen und der betroffene Körperteil schwillt unförmig an.
Prickeln und Gefühllosigkeit breitet sich im Bereich der Einstichstelle aus. Weitere Symptome sind Übelkeit, Schweißausbrüche, beängstigendes Herzklopfen; in ernsten Fällen Sprachlosigkeit, Depressionen, Krämpfe, Atembeschwerden. Tödliche Folgen sind selten, allerdings können noch monatelange Bewegungsstörungen und Schmerzen, die Folge einer solchen Verletzung sein.

Vorbeugung

Als Schwimmer sollte man immer Badeschuhe tragen und eher schlürfend als staksig durch das Wasser am Sandstrand waten. Taucher und Schnorchler sollten den nötigen Abstand bei der Beobachtung von Petermännchen wahren und auf einen Angriff gefaßt sein. Besonders gefährdet sind Angler, wenn sie den gefährlichen Fisch vom Haken lösen wollen.

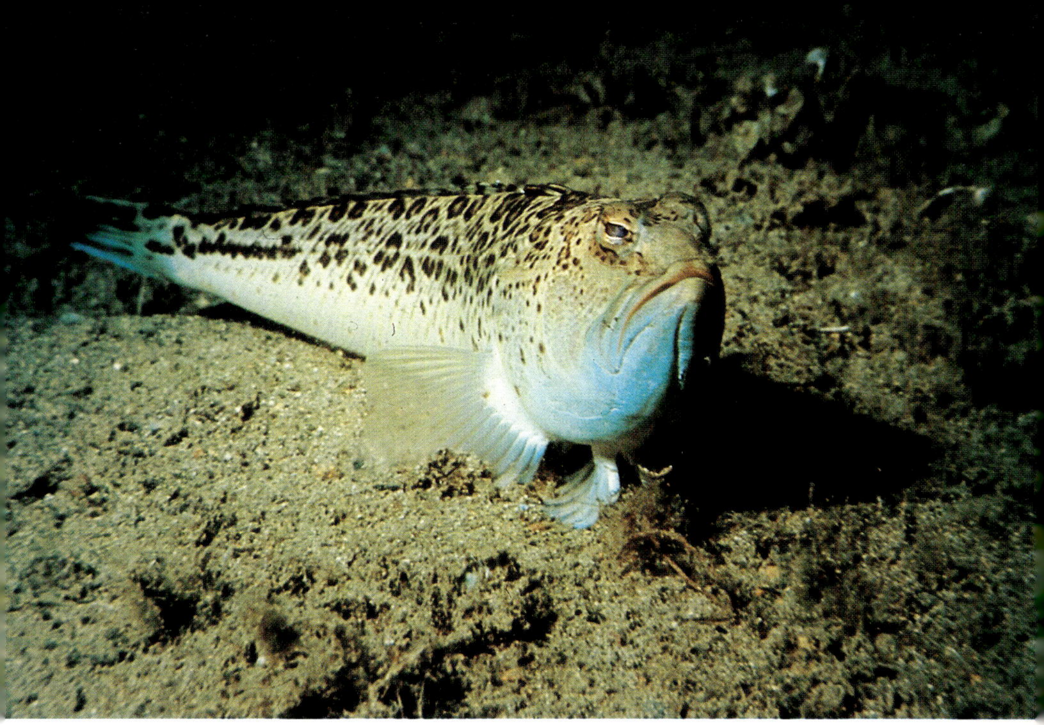

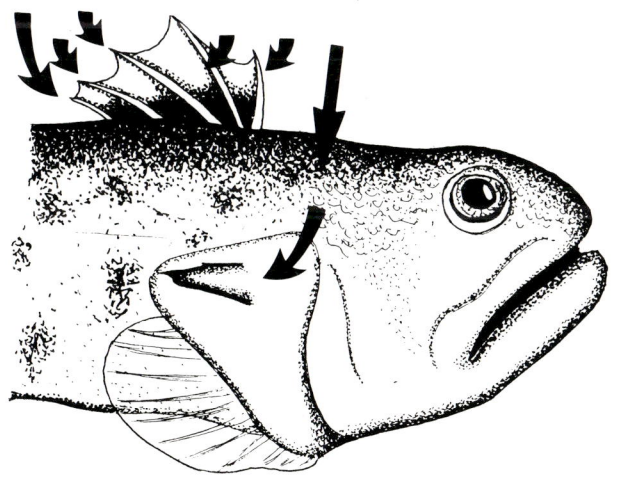

Petermännchen *(Trachinus radiatus)* ca. 30 cm
Foto: Mittelmeer (Arnd Rödiger)

Giftstacheln

Kaninchenfische (Siganidae)

Engl.: rabbitfish · Franz.: cordonnier

Erkennungsmerkmale

Kaninchenfische haben einen seitlich stark abgeplatteten, ovalen Körper und erreichen eine Länge von bis zu 30 cm. Typisch ist der relativ kleine Kopf mit den großen Augen und der kaninchenähnlichen stark mümmelnden Mundöffnung. Die lange Rückenflosse beginnt dicht hinter dem Kopf und endet kurz vor der stark abgesetzten Schwanzflosse. Ihr vorderer Teil besteht aus 13 aufrichtbaren Hartstrahlen. Auch die eigenartig geformten Bauchflossen und die Analflosse besitzen jeweils 2 bzw. 7 der gefürchteten Stacheln, welche von giftabsonderndem Gewebe umgeben sind.

Lebensweise

Kaninchenfische leben paarweise oder in Gruppen, seltener treten sie in größeren Scharen auf. Ihr eigentlicher Lebensraum ist das Korallenriff, wo sie sich von Algen ernähren.

Vorkommen

Indopazifik, Rotes Meer, Mittelmeer (eingewandert).

Verletzungen

Gegenüber Tauchern verhalten sich Kaninchenfische recht scheu, so daß kaum die Gefahr einer Verletzung besteht. Bei unsachgemäßem Hantieren oder unglücklicher Berührung gelangt das Gift über die Rückenstacheln in die Wunde. Gefährdet sind eigentlich nur Fischer und Aquarianer, die diese Fische anfassen.

Symptome

Stark brennende Wunden, das Schmerzgefühl klingt jedoch bald ab, die Giftwirkung ist ähnlich wie bei Drachenkopf-Stichen.

Vorbeugung

Handschuhe tragen.

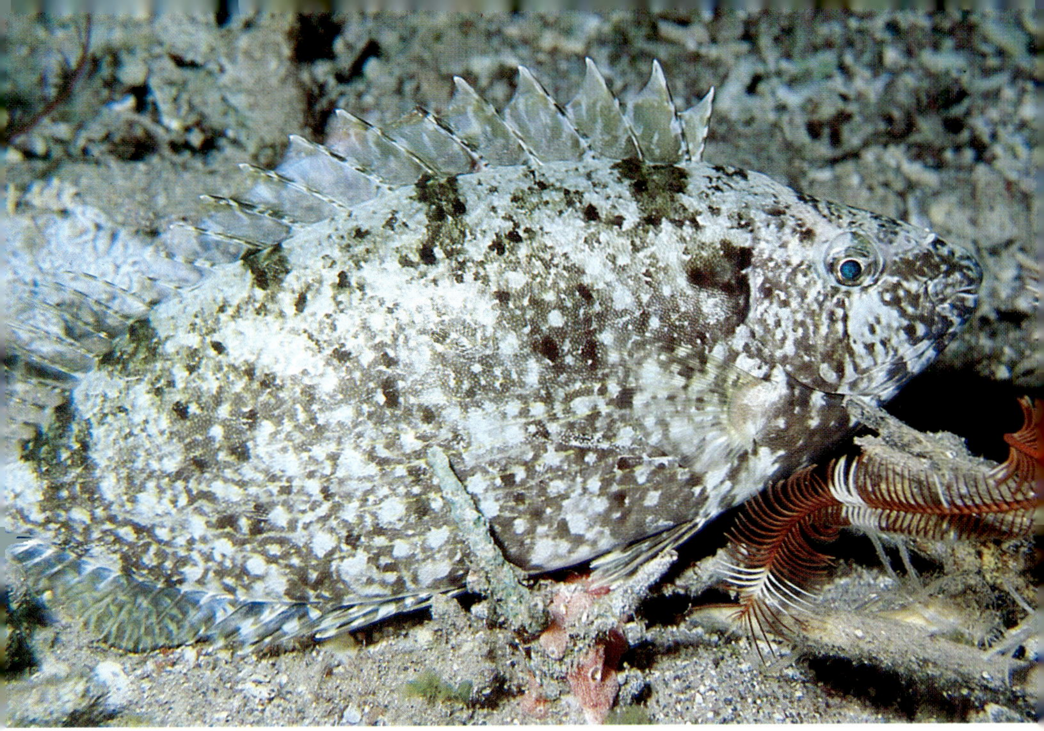

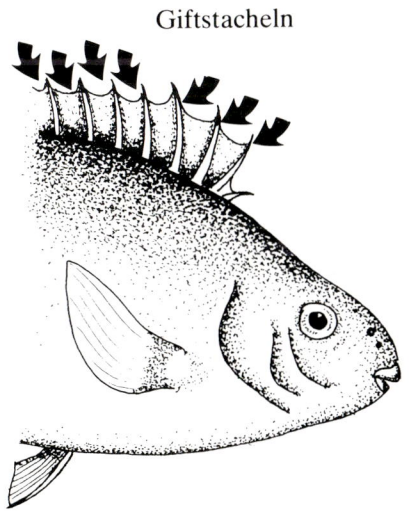

Kaninchenfisch *(Siganus spec.)* ca. 30 cm
Foto: Rotes Meer (Dr. Peter Schmid)

Giftstacheln

Sternseher, Himmelsgucker (Uranoscopidae)

Engl.: stargazer · Franz.: rascasse blanche

Erkennungsmerkmale

Ein 15 – 30 cm langer Fisch mit einem bulligen Kopf und oberständigen Augen. Die Mundspalte ist nahezu senkrecht nach oben gerichtet. Die Kiemendeckel tragen einen nach hinten gerichteten Dorn, dessen Giftigkeit umstritten ist. Von der zweigeteilten Rückenflosse ist die Erste kürzer; sie hat vier harte, jedoch ungiftige Flossenstrahlen. Die Zweite, weichstrahlige ist länger und ähnelt der Afterflosse. Die Bauchflossen sind kehlständig. Körperfarbe hellbraun.

Lebensweise

Es sind Bodenfische, die im Schlamm eingegraben auf Beute lauern. Bei einigen Arten ist die Unterkieferschleimhaut zu einem zungenförmigen Fortsatz ausgezogen, der als Angelköder dient.

Vorkommen

Mittelmeer.

Verletzungen

Aufgrund ihrer Lebensweise werden Himmelsgucker dem aktiven Wassersportler kaum gefährlich. Fischer und Angler können sich jedoch leicht an ihren kräftigen Dornen verletzen, da die Tiere auf dem Trockenen kräftig um sich schlagen.

Symptome

Punktförmiger Einstich, leichte Schmerzen, Blutungen, Entzündungen durch Sekundärinfektionen möglich.

Vorbeugung

Beim Umgang mit Himmelsguckern Handschuhe tragen.

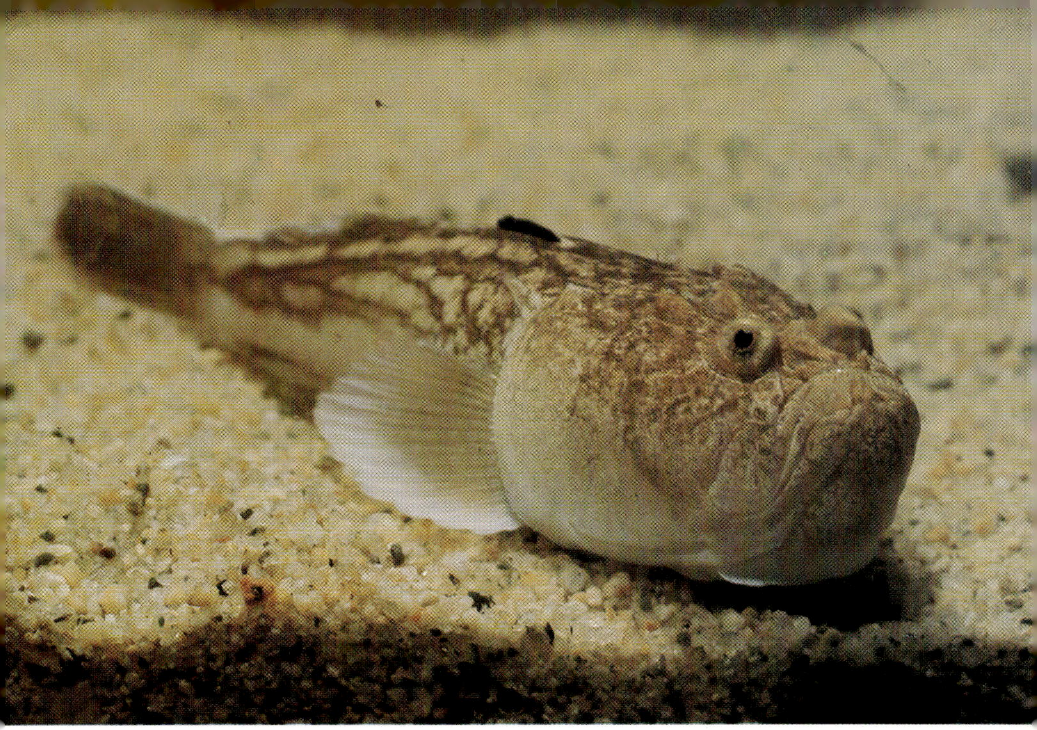

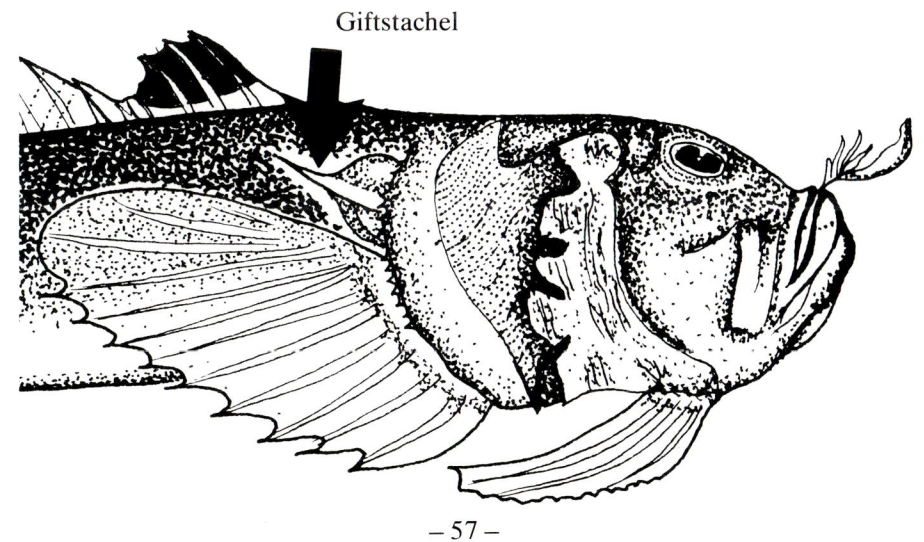

Himmelsgucker *(Uranoscopus scaber)* ca. 20 cm
Foto: Mittelmeer (Dr. Horst Moosleitner)

Giftstachel

Biß- und Schnittverletzungen

Blauring-Oktopus (Hapalochlaena maculosa)

Engl.: blue-banded octopus · Franz: poulpe tacheté

Erkennungsmerkmale
Ein Kopffüßer mit annähernd gleich langen Armen, die an der Basis durch eine Schwimmhaut verbunden sind. Die Armunterseite ist mit 2 Reihen ungestielter Saugnäpfe besetzt. Im Zentrum der Fangarme liegt die Mundöffnung mit einem papageiartigen Schnabel. Seine Speichelsekrete sind stark toxisch. Der beutelförmige Rumpf endet kopfwärts in einem Trichter, über den der Atemwasseraustausch stattfindet. In die Haut sind Chromatophoren eingelagert, die sich durch Muskelkontraktionen vergrößern oder verkleinern können, dadurch ist ein rascher Farbwechsel möglich. Die Augen sind groß entwickelt. Charakteristisch sind die blauen Ringe und Bänder auf der ganzen Körperoberfläche (Name!).

Lebensweise
Wie alle Oktopusse ist er ein typisches Bodentier, das sich kriechend oder schwimmend fortbewegt. Er bevorzugt felsiges Gelände, Korallenriffe mit guten Versteckmöglichkeiten; dort baut er aus Nahrungsresten sogenannte Wohnburgen. Als Nahrung dienen ihm Muscheln, Schnecken und Krebse. Er ist ein Meister der Tarnung, sein Farbkleid paßt sich schnell dem Untergrund an. Ihren Verfolgern blasen sie einen dunklen Farbstoff entgegen, der die Orientierung stark beeinträchtigt.

Vorkommen Pazifik.

Verletzungen
Blauring-Oktopusse beißen bei Gefahr, dabei gelangt das meist tödliche Gift in den Körper des Angreifers.

Symptome
Zunächst brennende bis prickelnde Wundschmerzen; von der Bißstelle verbreiten sich Gefühllosigkeit und Lähmung, die in motorischen Störungen endet, begleitet von starkem Blutdruckabfall, Übelkeit und Erbrechen. Todesfälle durch Atemlähmung sind bekannt.

Vorbeugung
Blauring-Oktopusse sollte man in Ruhe lassen und niemals mit der bloßen Hand fangen oder auf den Körper setzen.

Blauring-Octopus (Hapalochlaena maculosa)
Foto: Pazifik (Ikan-Kuiter)

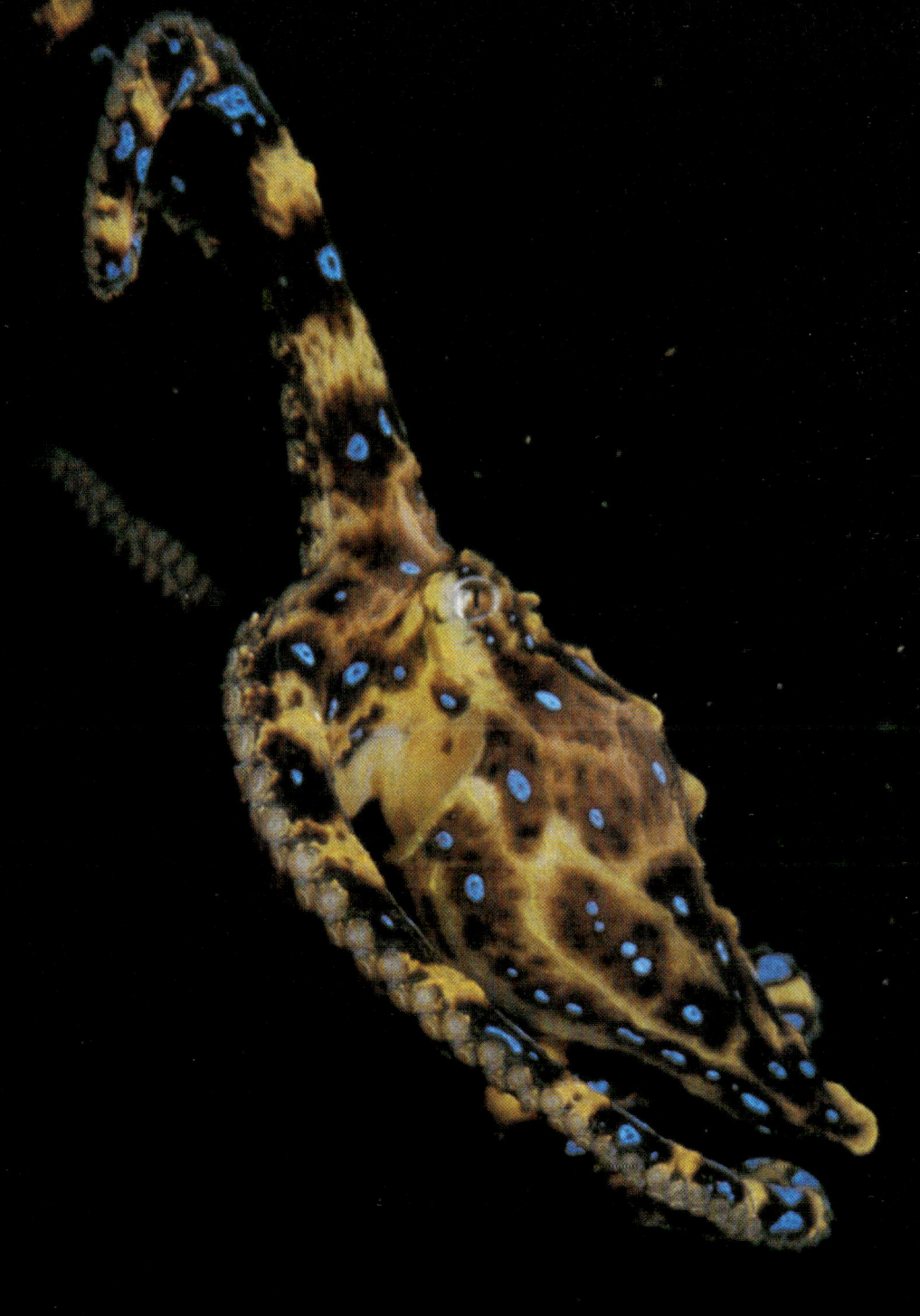

Muränen (Muraenidae)

Engl.: moray · Franz.: murène

Erkennungsmerkmale

Aalfische ohne Brust- und Bauchflossen mit langgestrecktem schuppenlosem Körper, der bis zu 2 Meter lang werden kann. Die lange Rückenflosse und die Afterflosse gehen am Schwanzende ineinander über und bilden so einen zusammenhängenden Flossensaum. Die kleine Kiemenöffnung liegt weiter hinter dem Kopf. Die große Mundöffnung ist unterständig und mit kräftigen Zähnen bewehrt. Ob die Mundschleimhaut Giftstoffe absondert ist stark umstritten, dagegen enthält das Blut ein starkes Gift.

Lebensweise

Muränen bevorzugen felsigen Untergrund, dort verstecken sie sich tagsüber in Spalten und Löchern, aus denen nur noch der vordere Körperteil herausragt. Mit wiegenden Kopfbewegungen und mit weitaufgesperrtem Mund beobachten sie die Umgebung. Sie gehen erst nachts auf Jagd, dann fangen sie Fische, Krebse und Kopffüßer.

Vorkommen

Weltweit in allen tropischen und subtropischen Meeren.

Verletzungen

Der von Fischern und Sporttauchern gefürchtete Biß reißt tiefe, stark blutende Wunden.

Symptome

Fleischwunden, starke Blutungen und Schmerzen. Entzündungen, die durch den Mundschleim oder Sekundärinfektionen hervorgerufen wurden.
Bei Vergiftungen durch Muränenblut kommt es zu Übelkeit, Erbrechen und Atemlähmungen; auch periphere Lähmungen der Gliedmaßen können auftreten.

Vorbeugung

Niemals mit der bloßen Hand in dunkle Löcher oder Spalten fassen, oder mit der Harpune auf Muränen Jagd machen. Bei Fütterungen sollte man extrem vorsichtig sein; dabei Handschuhe tragen und die Tiere genau beobachten.

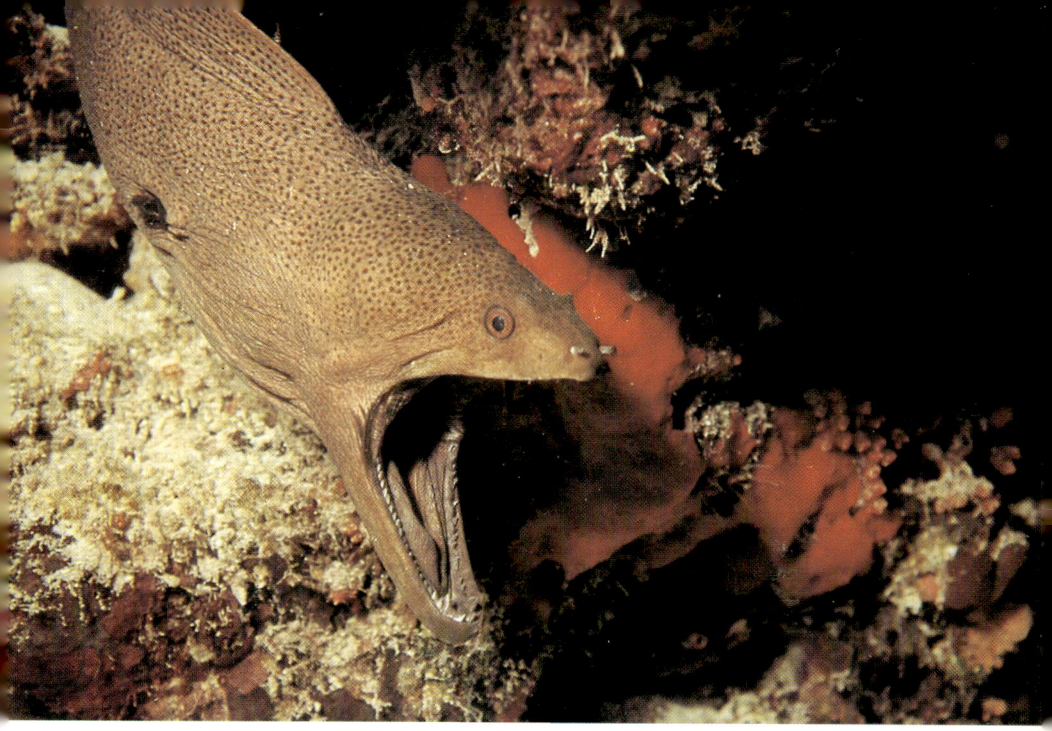

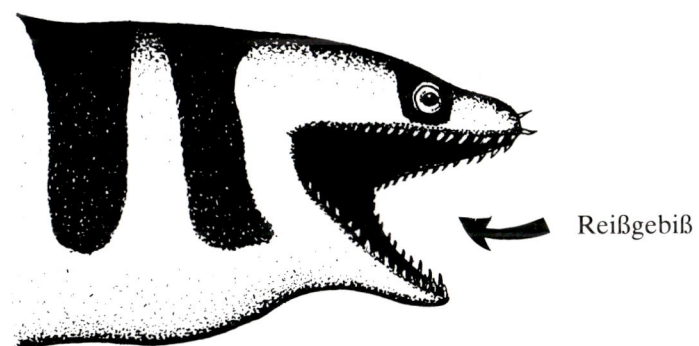

Muräne *(Muraena helena)*
Foto: Mittelmeer (Heinz Eder)

Reißgebiß

Barrakudas, Pfeilhechte (Sphyraenidae)

Engl.: barracuda · Franz.: barracuda

Erkennungsmerkmale

Körperlänge bis über 3 m. Große Raubfische mit langgestrecktem, hechtförmigem Körper. Die Rückenflosse ist zweiteilig mit weitem Zwischenraum; die vorderste trägt 5 Stachelstrahlen. Der große Kiemendeckel öffnet sich über die ganze Körperbreite. Typisch ist der spitze Kopf mit vorgeschobenem Unterkiefer, der mit starken Zähnen besetzt ist; die Mundöffnung klafft weit. Barrakudas haben einen gut entwickelten Gesichtssinn, daher sind ihre Augen groß ausgebildet.

Lebensweise

Die Jungfische treten immer scharenweise auf, erst im Alter werden sie zu standorttreuen Einzelgängern. Sie stehen ruhig im Wasser, lauern auf ihre Beute, ausnahmslos Fische, die sie aus dem Stand heraus durch Überraschungsangriffe töten.

Vorkommen

Im Mittelmeer und in allen tropischen und subtropischen Meeren, außer dem Ostpazifik.

Verletzungen

Barrakudas gelten in manchen Regionen als sehr angriffslustig und noch gefährlicher als Haie, woanders hingegen als völlig harmlos. Höchste Gefahr droht an Stellen, wo viel harpuniert wird, jedoch auch Angler werden behelligt, die ihre Beute an Land ziehen wollen. Zappelnde Fische locken Barrakudas herbei, welche wie Haie urplötzlich auftauchen und blitzschnell zuschnappen. Der Angriff kann auch durch blinkende Metallteile der Tauchausrüstung ausgelöst werden. Hierbei kommt es immer wieder zu tragischen Unfällen. Der Biß eines Barrakudas hinterläßt tiefe, klaffende Wunden.

Symptome

Starker Blutverlust wegen zerfetzter Muskulatur; Schockzustände im Wasser; beides kann tödliche Folgen haben.

Vorbeugung

Nicht als chromblitzender Lockvogel tauchen, Blitzendes zieht Barrakudas an. Großen Tieren nicht zunahe kommen (d. h. nicht zu tief in ihr Revier eindringen). Barrakudas nicht aus den Augen lassen, wenn sie anfangen mit Maulbewegungen zu drohen.
Am besten bei Ortskennern (nicht bei groß-sprechenden Bar-Tauchern) Erkundigungen einziehen, wo gefährliche Barrakudas ihre Standorte haben.

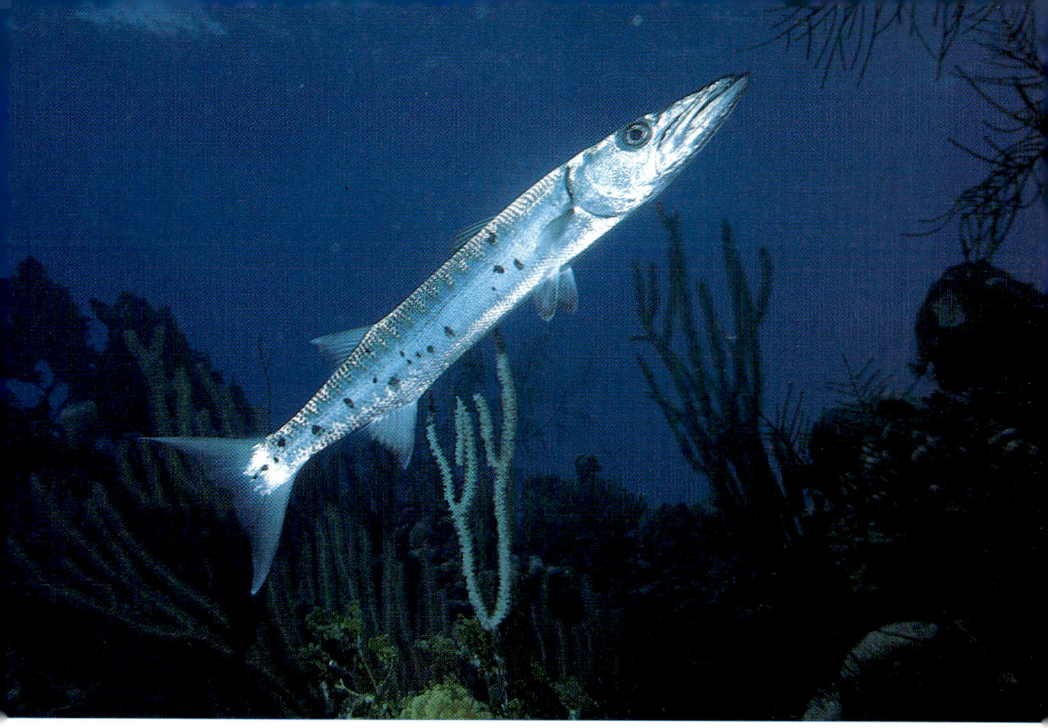

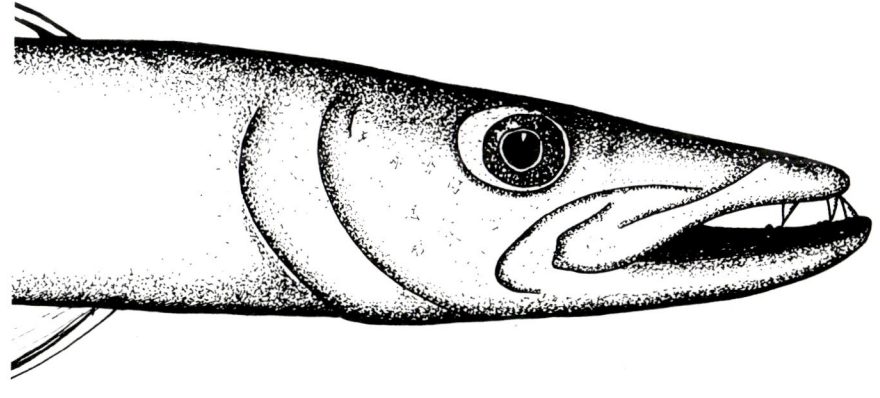

Barrakuda *(Sphyraena sphyraena)* ca. 1,5 m
Foto: Bahamas (Dr. Friedrich Naglschmid)

Haie (Selachoidei)

Engl.: shark · Franz.: requin

Erkennungsmerkmale

Knorpelfische von weniger als 1 m bis über 12 m Körperlänge. Typisch ist der spindelförmige Körper mit einer unpaaren, zweiteiligen gelappten Rückenflosse. Brust-, Bauch- und Afterflossen sind dagegen paarig ausgebildet. Charakteristisch sind ferner die lang nach oben ausgezogene Schwanzflosse, das breite unterständige Maul mit mehrreihiger Bezahnung und die 5 seltener 6 – 7 Kiemenspalten, die zu beiden Seiten dicht hinter dem Kopf liegen. Von dieser allgemeinen Grundform weichen die Bodenbewohner und der Hammerhai, letzterer wegen seines hammerförmig verbreiterten Kopfes, nur wenig ab.

Lebensweise

Haie leben hauptsächlich im ozeanischen Freiwasser, nur wenige Arten bewohnen seichte Küstengewässer. Manche sind sogar ausgesprochen bodenständig wie z.B. Ammenhaie oder Katzenhaie. Bis auf den Walhai sind sie alle gefräßige Raubtiere, die sich von Fischen und anderen großen Meerestieren ernähren. Haie suchen gerne strömungsreiche Gewässer auf, weil sie dort optimal mit sauerstoffhaltigem Wasser versorgt werden; sonst müssen sie durch ständiges Schwimmen für eine ausreichende Durchströmung der Kiemenspalten sorgen.

Verletzungen

Die allgemein verbreitete Angst vor Bißverletzungen durch Haie, außer in extrem „verseuchten" Gewässern, oder bei gewolltem Kontakt, ist weit übertrieben. Schwimmer sind jedoch stärker gefährdet als Taucher, da Schwimmbewegungen ähnliche Geräusche verursachen wie zappelnde Fische. Bei Dämmerung, in trübem Wasser und in der Nähe stark befahrener Seefahrtsstraßen besteht eine höhere Angriffswahrscheinlichkeit. Haie umschwimmen zuerst mehrfach ihre Beute in immer enger werdenden Kreisen, bevor sie zum Angriff übergehen. Hastige Bewegungen und Blut steigern die Aggressivität. Bisse erfolgen meist in die Extremitäten. Nicht alle bekannten Haiarten sind dem Menschen potenziell gefährlich. Am gefährlichsten ist der „Weiße Hai", der eine Körperlänge von bis zu 12 m erreicht. Er ist ein Bewohner der tropischen Tiefsee und kommt selten in Küstennähe vor. Er greift jedoch ohne Vorwarnung alles hemmungslos an, was sich im Wasser bewegt. Selbst Bisse in Schiffsschrauben sind bekannt. Wie bereits erwähnt, sind nur etwa ein Dutzend aller Haiarten, das sind immerhin über 25 % für den Menschen gefährlich. Zu den sogenannten „Menschenfressern" gehören der Mako-, Herings-, Tiger-, Blau-, Weißspitzenhai und nicht zuletzt der Hammerhai. Die tiefen, von Haien verursachten Bißwunden können selbst tödlich sein. Fast immer sind es tiefklaffende, stark blutende Wunden, wobei starker Blutverlust wiederum zum Tode führen kann. Schiffsbrüchige berichten, daß sie im Kampf mit Haien nicht einmal bemerkt hätten, wie ihnen die messerscharfen Zähne mit Wellenschliff bei der Auseinandersetzung eine Hand oder einen Fuß abgebissen hätten.

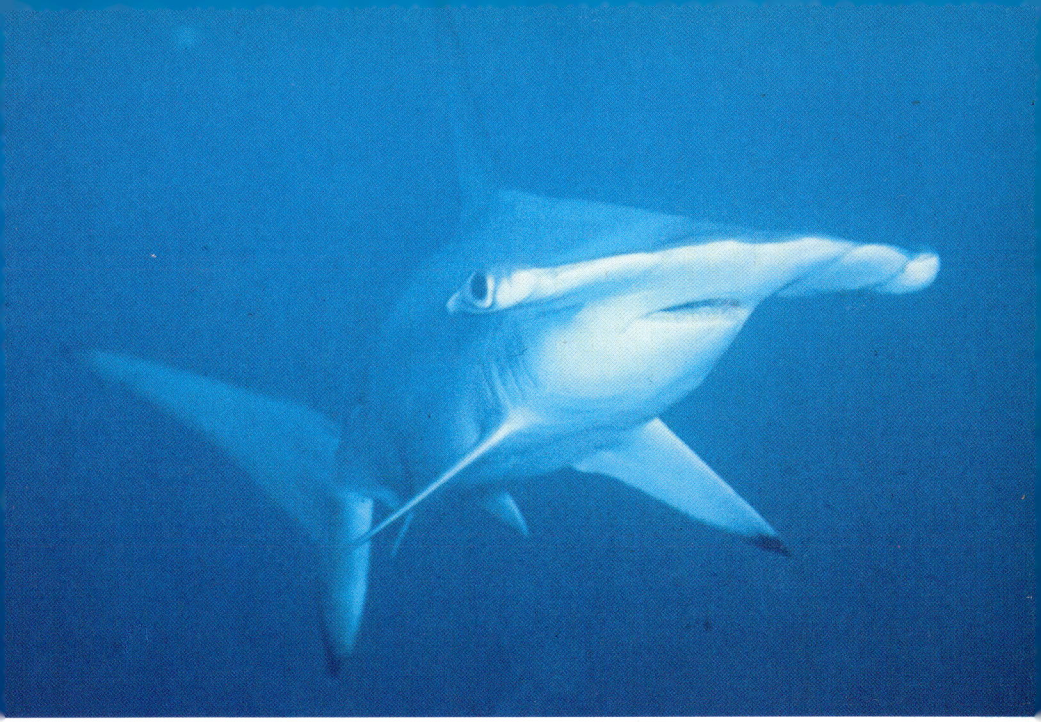

Hammerhai *(Sphyrna mokarran)*
Foto: Karibik (Heinz Eder)
Schwarzspitzenhai *(Carcharhinus limbatus)*
Foto: Karibik (Heinz Eder)

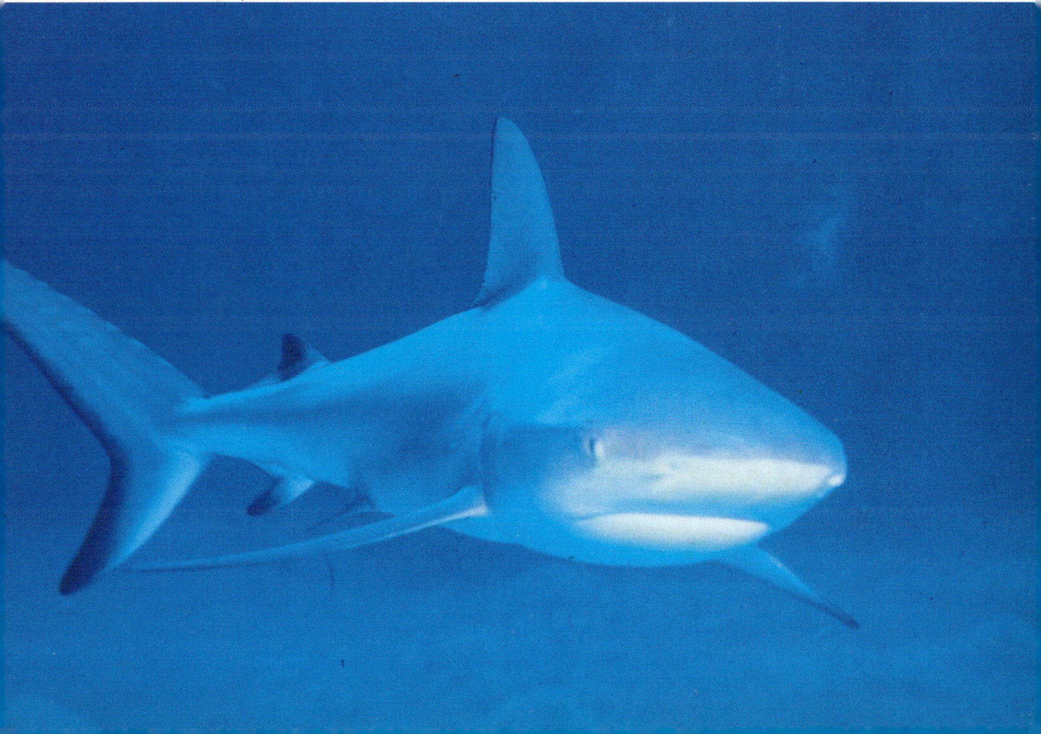

Symptome

Großflächige Schürfwunden, klaffende Bißwunden oder Amputation von Körperteilen; Schockzustände, Tod durch Ertrinken bzw. Verbluten.

Vorbeugung

Einen wirksamen Schutz gegen Haiangriffe, vor allem großer Hochseeformen, bietet nur ein erst vor kurzem entwickelter Stahlgliederanzug, ähnlich einem Kettenhemd alter Ritterrüstungen. Manche Haie lassen sich durch einen unter Wasser ausgestoßenen Schrei oder mit Hilfe eines Haistockes vertreiben. Allerdings muß ausdrücklich darauf hingewiesen werden, daß Haie der gleichen Art in den verschiedensten Regionen völlig unterschiedlich auf derartige Abwehrmaßnahmen reagieren können. So ist eine einmal gemachte positive Erfahrung bei einer Haiabwehr keine Garantie für einen Erfolg bei einer anderen Begegnung.

Für Taucher gilt allgemein, Haiwarnungen Ortsansässiger nicht zu verniedlichen. Im Falle von Haibegegnungen ruhig, überlegt und ohne Hast handeln. Rückendeckung (Riffwand oder einen großen Korallenblock) nicht verlassen, dabei die Haie nicht aus den Augen lassen. Ihre Reaktionen beobachten und eine Reizung der Tiere vermeiden. Große Gefahr droht, wenn Fische harpuniert wurden. Auf alle Fälle Fische nie am Körper befestigen.

Wer alle entsprechenden Verhaltensregeln beachtet, zudem taucherisch gut ausgebildet ist, für den können Haibegegnungen zu faszinierenden, unvergeßlichen Erlebnissen werden!

Weit mehr als Gerätetaucher sind Schwimmer und Schnorchler durch Haie gefährdet. Grundsätzlich Badehinweise beachten! In tropischen und subtropischen Gewässern ist immer mit Haien zu rechnen. Selbst im Flachwasser und in Ufernähe sind Haie auf Beutesuche. Niemals weit hinausschwimmen und schnorcheln! Hafeneinfahrten und den Bereich von Schiffsverkehr meiden! Vor allem aber auch hier auf Badeverbote achten. Absperrungen nicht überschreiten! Selbstverständlich kann innerhalb der Haizäune unbesorgt gebadet werden, wenn solche Anlagen vorhanden sind.

In Gebieten tropischer und subtropischer Meere nicht ohne Beobachtung Hände oder Beine über Bord ins Wasser baumeln lassen. Haie könnten dies als Aufforderung auffassen.

Haie besitzen ein sogenanntes Revolvergebiß. Wird ein Zahn verloren, so schieben sich aus den bis zu 10 hintereinander liegenden Zahnreihen der Zahnleiste sofort neue Zähne in die Lücke.

Gefährliche Hai-Arten

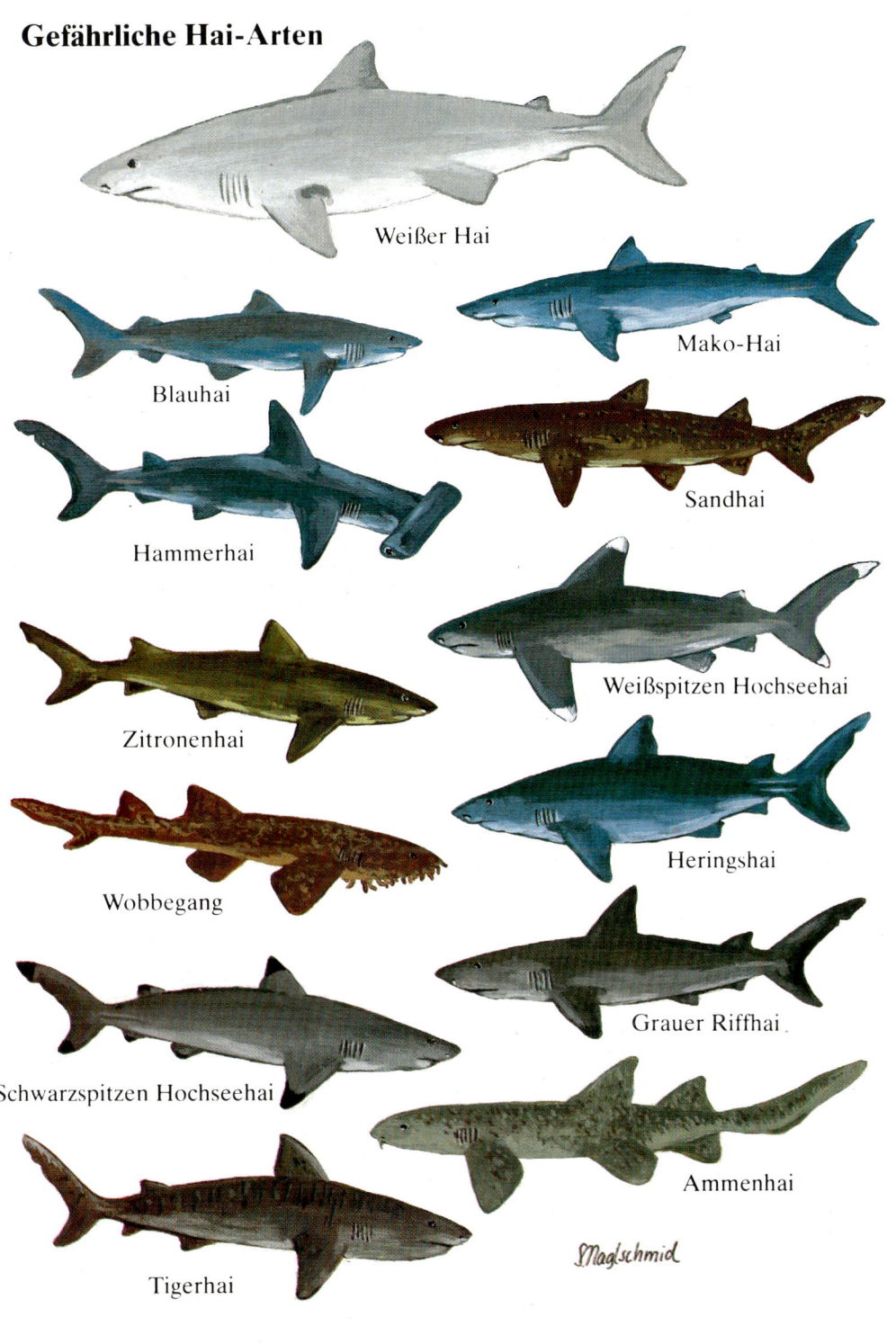

Weißer Hai

Mako-Hai

Blauhai

Sandhai

Hammerhai

Weißspitzen Hochseehai

Zitronenhai

Heringshai

Wobbegang

Grauer Riffhai

Schwarzspitzen Hochseehai

Ammenhai

Tigerhai

Maglschmid

Seeschlangen (Hydrophiidae)

Engl.: sea snake · Franz.: serpent marin

Erkennungsmerkmale:
Seeschlangen sind luftatmende Wasserreptilien mit einer Körperlänge von bis zu 3 m. Ihr langgestreckter Körper endet in einem seitlich abgeplatteten Ruderschwanz. Typisch ist die wellenförmige Fortbewegung. Der klobige Kopf besitzt eine große Mundspalte mit einem kräftigen Gebiß. Der Oberkiefer trägt zwei nach hinten klappbare Fangzähne mit Giftkanälen. Sie werden von Giftdrüsen versorgt, die zu beiden Seiten des Kopfes dicht hinter den Augen liegen. Ihr Farbkleid zeigt einen ausgeprägten Hell-Dunkelkontrast in der Querbänderung bzw. zwischen Rücken- und Bauchseite. Es sind über 50 Arten von Seeschlangen bekannt.

Lebensweise
Mit einer Ausnahme sind Seeschlangen Bewohner von seichten Küstengewässern. Ihr Lebensraum ist das Korallenriff. Als Schlafplätze dienen die Spalten und Löcher des Riffkörpers. Auch die Wurzelstöcke der Mangroven werden gerne als Schlafplätze angenommen. Seeschlangen ernähren sich hauptsächlich von kleinen Fischen, die sie schwimmend erbeuten, wobei sie ihre Giftzähne einsetzen. Beutetiere werden am Stück verschlungen. Während der Paarungszeit (Juni – September) kann es zu Massenansammlungen kommen.

Vorkommen
Tropischer Indopazifik, Pazifik.

Verletzungen

Seeschlangen sind friedfertige Tiere, solange sie nicht gereizt werden; sie greifen niemals Menschen ohne triftigen Grund an. Die Statistik zeigt, daß die meisten Bißverletzungen im Bereich der Beine und Arme erfolgen. Stark gefährdet sind Fischer, die sie aus dem Fang sortieren oder die beim Aufstellen der Netze im Wasser Seeschlangen berühren oder auf sie treten. Dasselbe gilt für Schwimmer und Riffwanderer, vor allem aber für Schneckensammler, die in tiefere unübersichtliche Riffspalten fassen. Unfälle mit Tauchern sind selten, da sie die Tiere frühzeitig sehen und ausweichen können.

Symptome
Punktförmige Bißwunden, die kaum schmerzen. Nach wenigen Minuten, manchmal erst nach Stunden folgen euphorische Zustände, Angstzustände und Gliederschwere. Lähmungen treten auf und typische starke Schweißabsonderungen im Gesicht; Lähmung der Kiefermuskulatur, steifer Nacken und weitgeöffnete Augen. Begleitet sind diese Erscheinungen von einem starken Durstgefühl, Übelkeit, Erbrechen, Hämolyse, Muskelzuckungen, Krämpfe und Lähmung des Atemzentrums. Typisch ist der braune Urin.

Vorbeugung
Nie mit der bloßen Hand in dunkle Löcher und Spalten greifen. Auch Arbeitshandschuhe nützen nicht viel, da sie von den nadelspitzen Zähnen durchdrungen werden. Vorsicht bei Unterwasserphotos!

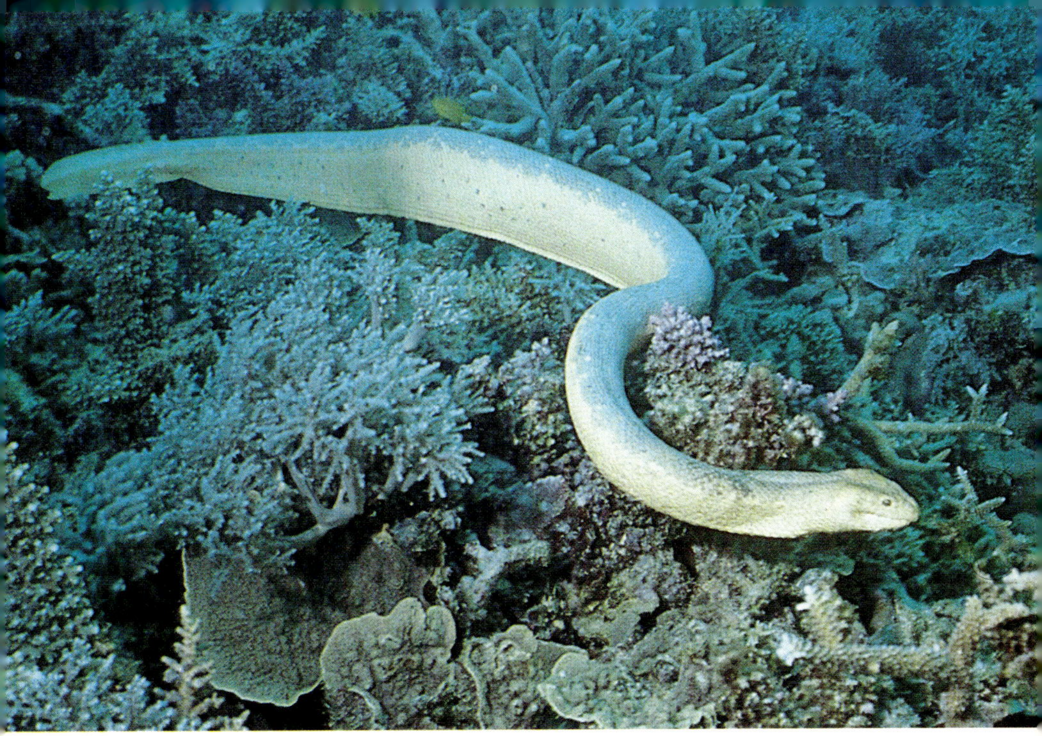

Seeschlange *(Laticauda spec.)* ca. 1,2 m
Foto: Australisches Barriereriff (Arnd Rödiger)

Giftzähne

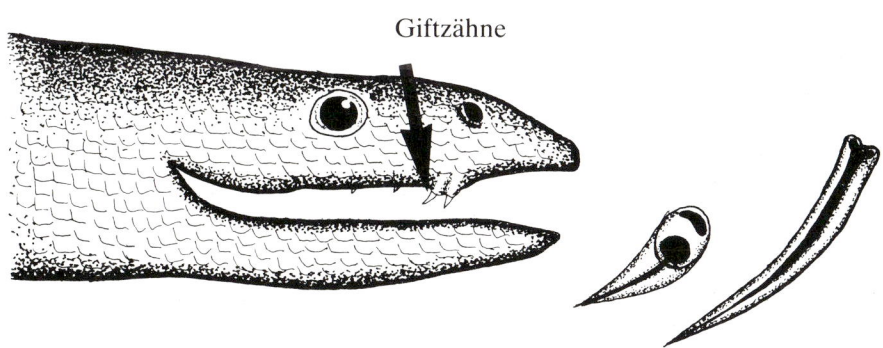

Doktorfische (Acanthuridae)

Engl.: surgeonfish · Franz.: chirurgien

Erkennungsmerkmale

Ihr Körper ist seitlich abgeflacht, länglich-oval bis eiförmig. Rücken- und Afterflosse sind sehr lang. Die Rückenflosse wird in Schrecksituationen kammförmig hochgeklappt und dient dabei der optischen Körpervergrößerung. Typisch ist die Schwimmweise, nur mit den Brustflossen, die einen eigenartigen „Schaukelflug" hervorruft. Die Augen liegen hoch am Kopf, der Mund ist klein und meist schnauzenartig vorgelagert. Gemeinsames Kennzeichen aller Doktorfische sind die skalpellförmigen ausklappbaren Schwanzdornen. Häufig wird dieses „Doktormesser" farbig grell hervorgehoben.

Lebensweise

Doktorfische leben gesellig in kleinen Gruppen, ihre Heimat ist das Korallenriff. Dort halten sie sich vorzugsweise über dem Riffdach bzw. an der Riffkante auf, wo sie nach Nahrung, kurzwüchsigen Algen, suchen.

Vorkommen

Tropischer Atlantik, Indopazifik, Rotes Meer.

Verletzungen

Doktorfische können mit ihren Schwanzdornen starke Verletzungen verursachen. Bei Gefahr klappen sie ihre messerscharfen Schwanzdornen heraus und versuchen den Gegner mit Schwanzhieben zu verjagen. Wird der Angreifer getroffen, verbleiben meist tiefe, stark blutende Schnittwunden.

Symptome

Klaffende Wunden, Blutverlust, Übelkeit, Gefahr von Sekundärinfekten.

Vorbeugung

Angler und Aquarianer sollten Handschuhe tragen, wenn sie mit diesen Fischen hantieren. Nicht mit der bloßen Hand fangen!

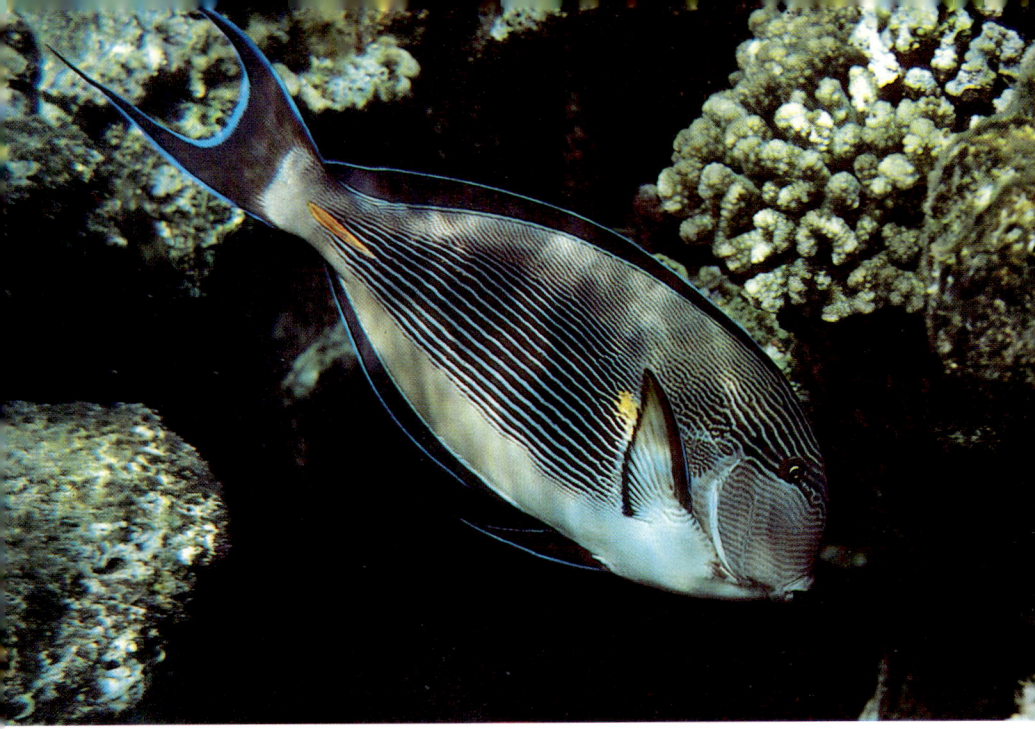

Sohal-Doktorfisch *(Acanthurus sohal)* ca. 40 cm
Foto: Rotes Meer (Horst Fülle)

Nashornfische (Nasidae)

Engl.: unicornfishes · Franz.: licorne

Erkennungsmerkmale

Der Körper der Nashornfische ist länglich-oval und wird mit zunehmendem Alter immer langgestreckter. Wie bei den Doktorfischen ist die Rückenflosse und die Afterflosse sehr lang ausgezogen; sie reichen vom Kopfende bzw. von den Bauchflossen bis zum Schwanz. Manche Arten besitzen fädig ausgezogene Schwanzflossen. An der Schwanzwurzel tragen sie beidseitig meist zwei rasiermesserscharfe Knochenkiele, die wie kleine Dolche vorspringen und nach vorne gekrümmt sind; eine gefährliche Verteidigungswaffe. Stark auffällig ist jedoch das große Horn auf der Stirn, das mit zunehmendem Alter beträchtliche Ausmaße erreichen kann.

Lebensweise

Nashornfische leben scharenweise im Korallenriff, wo sie meist seichte Regionen, wie das Riffdach oder die Riffkante aufsuchen. Wie die Doktorfische ernähren sie sich von Algen.

Vorkommen

Rotes Meer, Indopazifik, Pazifik.

Verletzungen

Nashornfische sind bei einheimischen Fischern gefürchtet, denn ihr kräftiger Schwanzschlag hinterläßt tiefe Wunden, wenn die Fische falsch angefaßt werden.

Symptome

Tiefe klaffende Schnittwunden, Blutverlust, Übelkeit, Entzündungen durch Sekundärinfekte.

Vorbeugung

Nicht mit der bloßen Hand anfassen!

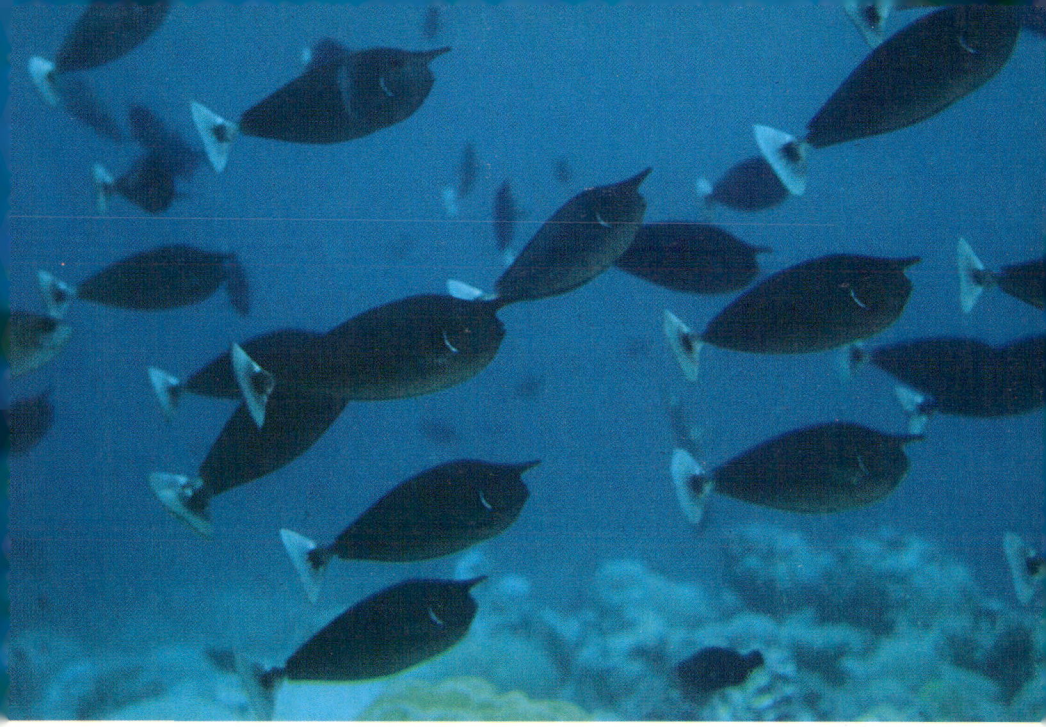

Nashornfisch *(Naso unicornis)* ca. 50 cm
Foto: Rotes Meer (Heinz Eder)

Quetschungen und elektrische Schläge

Zehnfußkrebse (Decapoda)

Engl.: ten-legged crustaceans · Franz.: decapodes

Erkennungsmerkmale

Alle großen Krebstiere haben einen starken Hautpanzer und fünf Laufbeinpaare (Name). Der Kopf und die Brust sind zu einer sogenannten Kopfbrust zusammengewachsen, die mit einem robusten Rückenschild (Carapax) bedeckt ist. Der Hinterleib ist bei den Langschwanzkrebsen (Hummer, Languste usw.) langgestreckt und kräftig entwickelt; bei den Krabben jedoch zurückgebildet und nach unten umgeschlagen. Das 1. Laufbeinpaar ist in den meisten Fällen zu kräftigen Scheren umgebildet.

Lebensweise

Krebse sind Bodentiere, die sich laufend fortbewegen oder wie manche Krabbenarten gut schwimmen. Tagsüber leben sie meist versteckt in Felslöchern und Spalten; erst bei Nacht gehen sie auf Nahrungssuche. Sie ernähren sich hauptsächlich von Muscheln und Schnecken, doch auch andere, meist tote Tiere werden gern als Nahrung angenommen. Extreme Nahrungsspezialisten fressen u. a. Plankton.

Vorkommen

Alle Meere der Welt.

Verletzungen

Da Krebse sehr schmackhaft sind, werden sie von Schnorchlern oder Tauchern gerne mit der Hand gefangen, dabei kommt es öfters zu unangenehmen Verletzungen.

Symptome

Wunden bluten kaum, meist sind es Quetschungen mit starken Blutergüssen; in seltenen Fällen können sogar Fingerglieder abgetrennt werden.

Vorbeugung

Besondere Beachtung sollte man den Scheren der großen Hummer undKrabben schenken. Zwar können Handschuhe Hautverletzungen vermeiden helfen, gegen den enormen Scherendruck sind sie aber nur bedingt von Nutzen. Hat sich ein Krebs einmal „verbissen", wird man ihn meist so schnell nicht wieder los. Bei Langusten ist besonders auf die dornigen Antennen und die kräftige Schlagwirkung des Schwanzes zu achten! Krebse immer von hinten am Rückenschild anpacken!

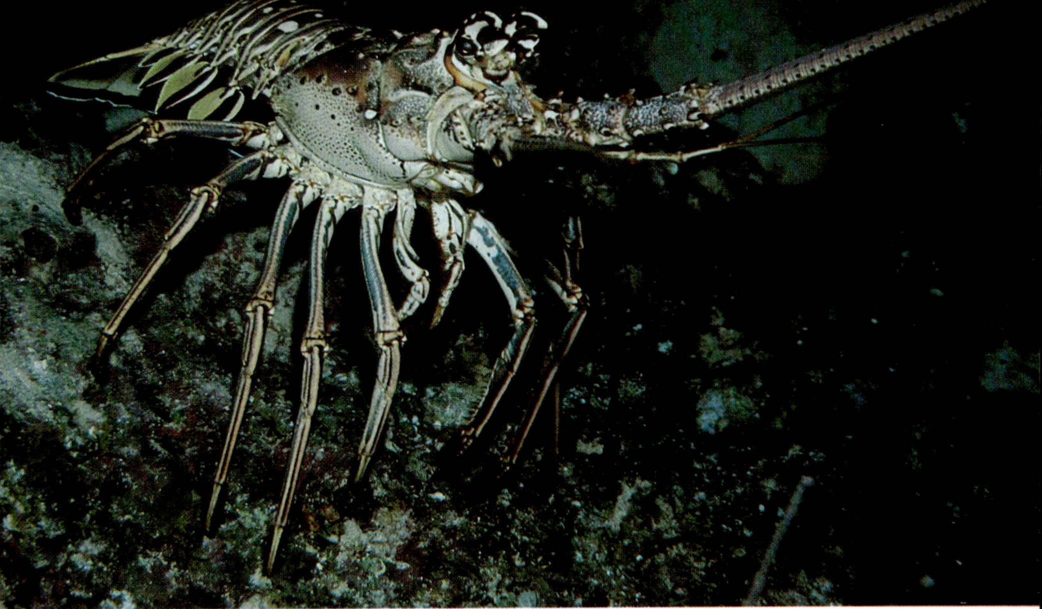

Languste *(Palinurus elephas)* ca. 30 cm
Foto: Mittelmeer (Dr. Friedrich Naglschmid)

Korallenkrabbe *(Carpilius convexus)*
Foto: Rotes Meer (Dr. Peter Schmid)

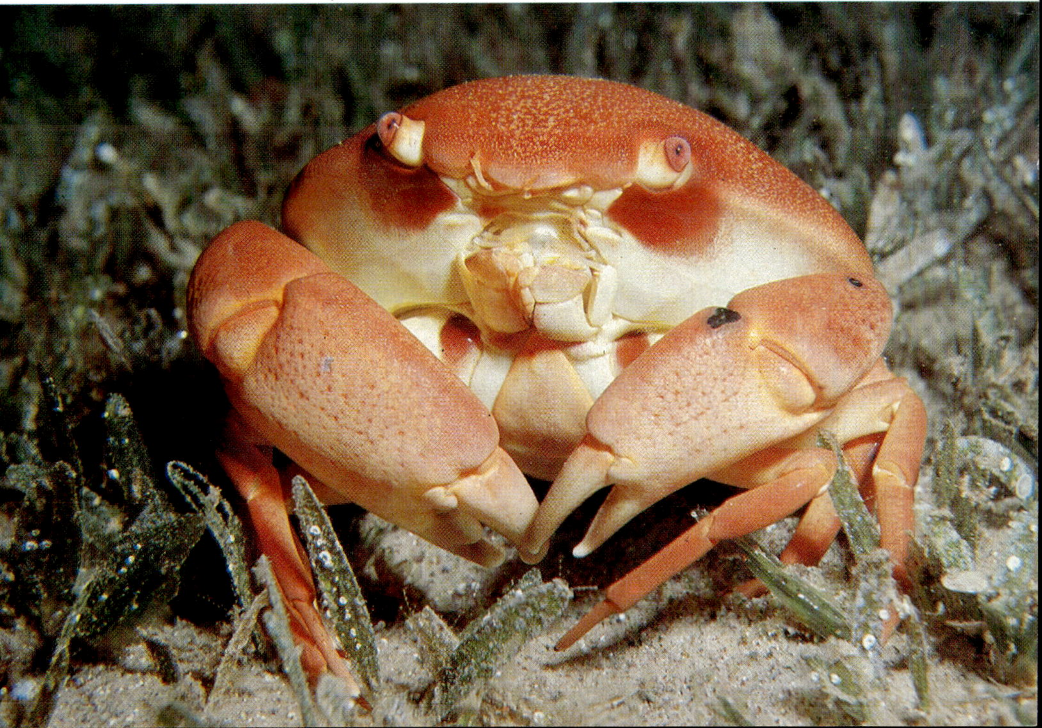

Riesenmuscheln (Tridacnidae)

Engl.: gigant clam · Franz.: bénitier

Erkennungsmerkmale

Muscheln mit metergroßen, gewellten, weißen Schalenhälften, die nahezu gänzlich von Korallen umwachsen sind. Bei Sonnenlicht öffnen sich die nur wenige Zentimeter hervorragenden Schalenhälften, dabei wird der blaugrün-schillernde Mantel weit ausgestülpt, so daß von den Schalen nichts mehr zu sehen ist.

Lebensweise

Ihr Lebensraum ist das Korallenriff, dort bevorzugen sie seichte Stellen, wie die Riffkrone, den Riffabhang, die dem Sonnenlicht stark ausgesetzt sind. Riesenmuscheln leben in Symbiose mit Algen, die mit Hilfe des Sonnenlichts, Energie und Nährstoffe erzeugen, davon profitieren beide Partner. Sonst ernähren sich Riesenmuscheln wie andere Muscheln von Plankton.

Vorkommen

Indopazifik, Rotes Meer, westlicher Pazifik.

Verletzungen

Stark gefährdet sind solche, die ohne festes Schuhwerk auf dem Riffdach spazieren gehen und zufällig in eine offene Riesenmuschel treten. Die verletzte Muschel versucht ihr Gehäuse zu schließen, dabei werden die Beine eingeklemmt. Es ist unmöglich, die Schalenhälften aus eigener Kraft wieder auseinander zu bringen. Bestes Hilfsmittel ist ein Brecheisen oder ein Tauchermesser, mit dem der einzige Schließmuskel der Muschel zerstört werden kann. Todesfälle durch Ertrinken sind bekannt, jedoch äußerst selten.

Symptome

Starke Quetschungen, Blutergüsse, Platzwunden.

Vorbeugung

Nicht zwischen die Schalenhälften greifen. Beim Waten im Riff auf den Untergrund achten.

Riesen- oder Mördermuschel *(Tridacna squamosa)* ca. 20 cm
Foto: Rotes Meer (Dr. Peter Schmid)

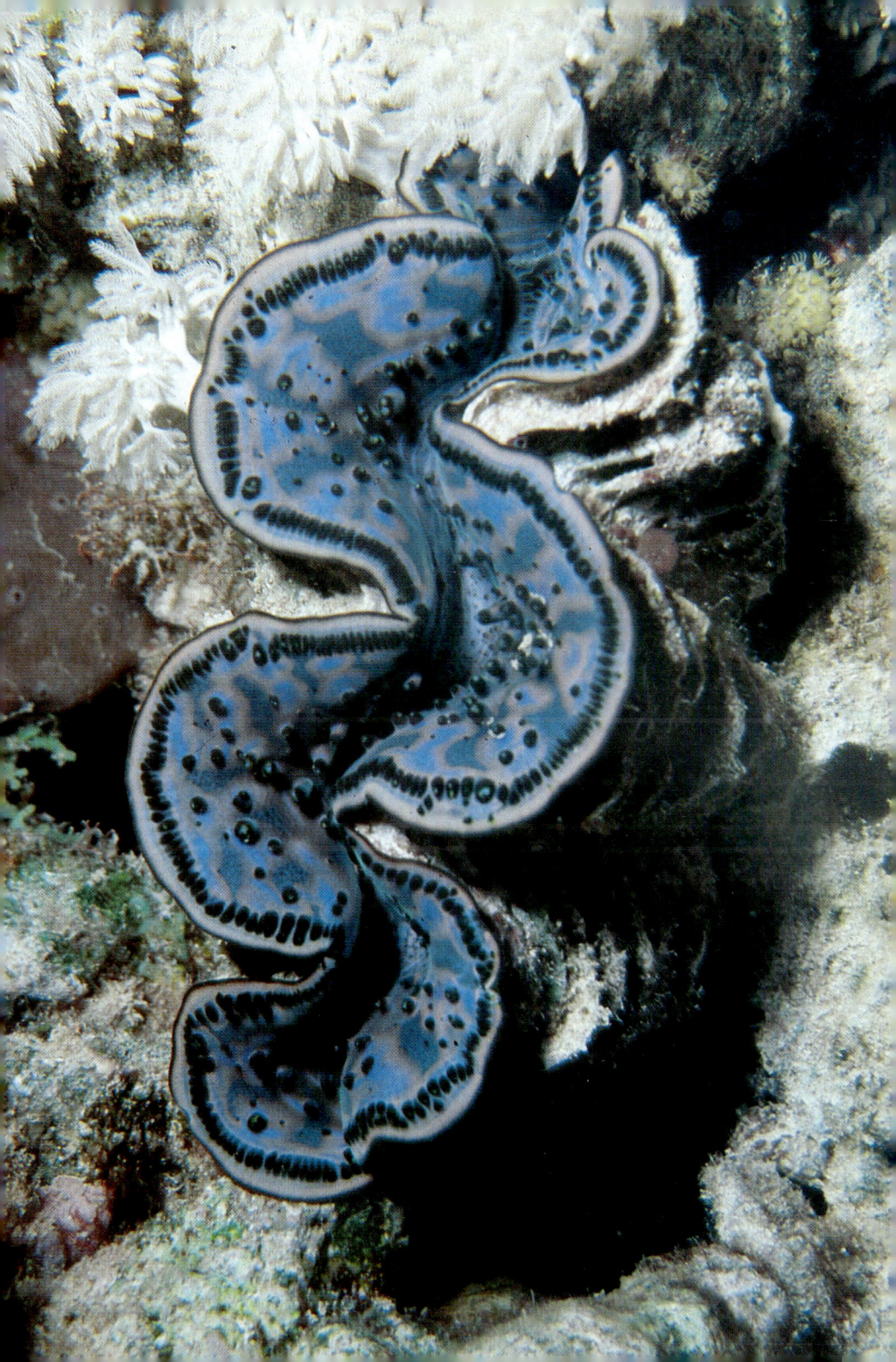

Zitterrochen (Torpedinidae)
Engl.: electric ray · Franz.: torpille, raie électrique

Erkennungsmerkmale

Kleine bis mittelgroße Tiere mit abgeflachter, runder bis ovaler Körperscheibe. Die Brustflossen umsäumen den ganzen Körper und schließen dabei den Kopf mit ein. Beide Rückenflossen und die Schwanzflosse sind gut ausgebildet; Bauch- und Afterflossen sind vorhanden, der Schwanz kurz aber kräftig entwickelt. Zu beiden Körperseiten liegen die elektrischen Organe. Es sind zu Platten umgebildete Muskelfasern, die elektrischen Strom erzeugen und speichern können. Die starken elektrischen Entladungen erreichen bis zu 80 V Spannung, bei einer Stromstärke von 1 – 6 A.

Lebensweise

Zitterrochen bewohnen Sand- und Schlickböden. Meist sind sie gut getarnt in den Untergrund eingewühlt. Sie fressen kleine Bodentiere, die sie durch elektrische Entladung lähmen. Die Beute wird am Stück verschlungen.

Vorkommen

In allen tropischen und subtropischen Meeren.

Verletzungen

Besonders der erste Stromschlag ist stark genug, einen kräftigen Mann durchzurütteln. Schlimmere Folgen hat jedoch der Überraschungseffekt, der oft unkontrollierbare Bewegungen auslöst und zu anderweitigen Verletzungen führt. Gefährdet sind vor allem Fischer, die sie aus dem Fang aussortieren und Taucher, die mit Zitterrochen spielen wollen.

Symptome

Kurze Schockwirkung durch die elektrische Entladung, bei schwacher Konstitution Kammerflimmern und Bewußtlosigkeit.

Vorbeugung

Zitterrochen nicht fangen oder anfassen.

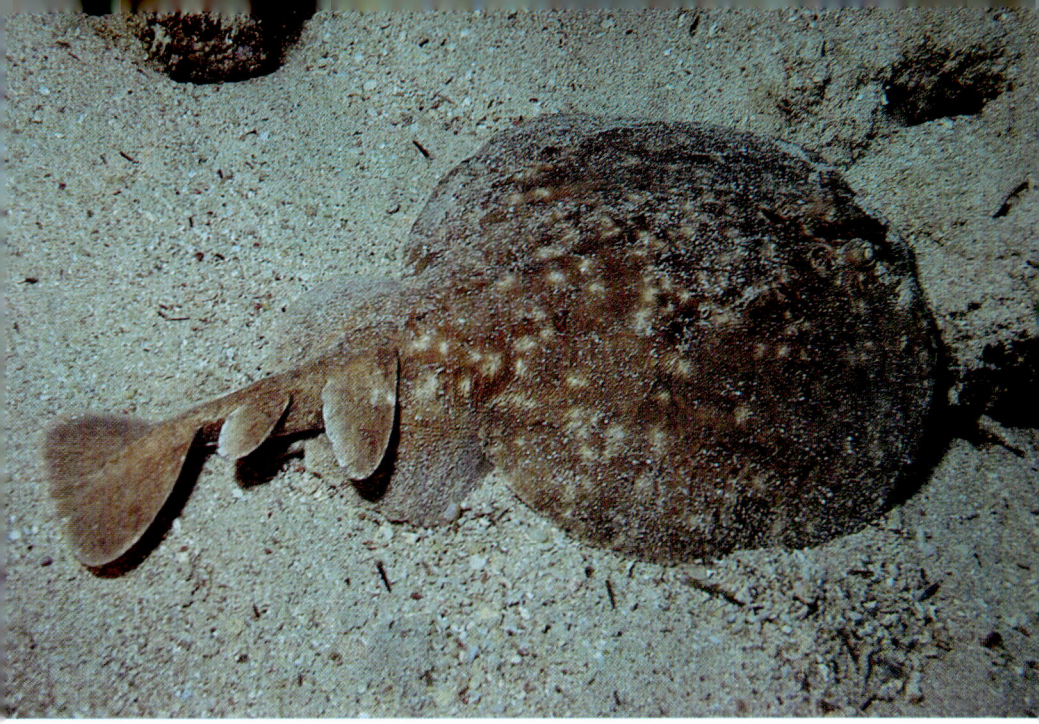

Zitterrochen *(Torpedo marmorata)* ca. 40 cm
Foto: Rotes Meer (Dietmar Paschke)

Genußgifte

Seegurken (Holothuridae)

Engl.: sea cucumber · Franz.: concombre de mèr

Erkennungsmerkmale

Stachelhäuter mit walzen-wurmförmigem Körper. Körpergröße wenige cm bis
2 m. Die Körperoberfläche ist glatt bis stark warzig oder genoppt. In die leder-
artige, derbe Haut sind Skelettelemente aus Kalk eingebettet. Die Mundöffnung
ist von einem einziehbaren Tentakelkranz umgeben; der After liegt gegenüber
am anderen Körperende.

Lebensweise

Seegurken sind als Sand- und Schlammfresser extreme Nahrungsspezialisten.
Vergleichbar mit dem von humusreicher Gartenerde sich ernährenden Regenwurm, leben die Seegurken von den im Meeresboden angereicherten organi-
schen Abfällen. Ihre Bewegung ist äußerst träge, kriechend, seltener wühlend,
mittels ihrer Körpermuskulatur oder Ambulakralfüßchen. Bei starker mechani-
scher Reizung, stoßen sie aus dem Enddarm lange, stark klebrige Fäden aus,
die zwar unappetitlich, aber für den Menschen nicht weiter gefährlich sind.

Vorkommen

In allen Meeren der Welt.

Vergiftungen

Im asiatischen Raum gelten getrocknete oder geräucherte Seegurken als Deli-
katesse und werden unter der Bezeichnung Trepang angeboten. Unsachgemäß
zubereitet kann der Genuß jedoch fatale Folgen haben, da sie ein starkes Gift
(Holothurin) enthalten. Auch der Hautschleim soll toxisch wirken, wenn er in
offene Wunden oder in die Augen gebracht wird. Ähnlich wie bei den See-
sternen enthält das Gift unter anderem saponinähnliche Glykoside, welche
Zellmembranen zerstören. Seegurken sind an sich keine Gefahr und können
ruhig angefaßt werden. Allerdings sollte man sich danach die Hände waschen.

Symptome

Nach dem Genuß unsachgemäß zubereiteter Seegurken kommt es zu Verdau-
ungsstörungen, Übelkeit, Erbrechen, in ernsten Fällen zu Lähmungen.
Kommt das Gift in offene Wunden, so führt es zu brennenden Schmerzen
und Entzündungen. Es kommt zur Zersetzung von roten Blutkörperchen und
peripherer Nervenzellen. Unfälle dieser Art sind jedoch sehr selten.

Vorbeugung

Trepang nie selber zubereiten!

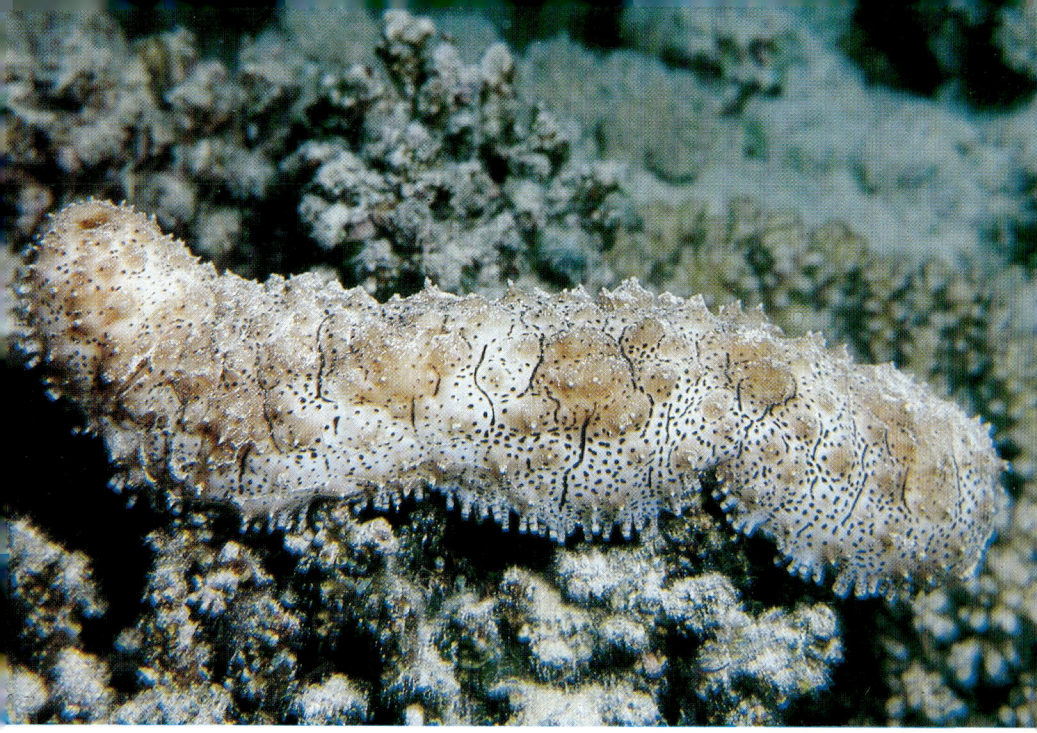

Seegurke *(Bohadschia graffei)* ca. 30 cm
Foto: Rotes Meer (Dr. Peter Schmid)

Miesmuscheln, Austern (Mytilidae, Ostreidae)
Gifte aus Bakterien und Dinoflagellaten

Engl.: mussels, oysters · Franz.: moules, huitres

Erkennungsmerkmale

Muscheln sind äußerlich durch ihre Schale gekennzeichnet, die aus zwei Schalenklappen besteht. Miesmuscheln werden bis zu 8 cm lang, ihre glatten Schalen zeigen eine intensiv schwarz-violette Färbung. Sie sind über Byssusfäden untereinander und am Untergrund (Substrat) festgewachsen.

Austern sind ungleichklappige, sehr dickschalige Muscheln mit blättriger bis schuppenförmiger Oberfläche. Ihre Farbe ist schmutzig-grau bis grünlich-grau. Die größere Schale wächst am Untergrund (Fels) fest und ist meist bauchig bis trogförmig ausgebildet.

Lebensweise

Miesmuscheln und Austern wachsen kolonieweise an seichten Felsküsten, wo sie große Muschelbänke bilden. Sie werden an der Atlantikküste und am Mittelmeer in großen Muschelfarmen kultiviert. Muscheln ernähren sich von Plankton, welches mit Hilfe der Kiemen aus dem Wasser filtriert wird, aber auch Bakterien werden gerne als Nahrung angenommen.

Vorkommen

Mittelmeer, Atlantik bzw. in allen Meeren der Welt.

Vergiftungen

In fäkalienverseuchten Gewässern ist die Bakteriendichte meist recht groß. Unter solchen Umständen können bakteriell erzeugte Giftstoffe in den Muschelkörper aufgenommen und zudem angereichert werden. Für den Konsumenten hat diese Anreicherung von Giftstoffen, erhebliche gesundheitsschädigende Wirkung. Außerdem gelangen krankheitserregende (pathogene) Bakterien beim Genuß roher Muscheln in den Magen-Darmtrakt.

Gefährliche Gifte können auch bei „red tide" (Rote Wasserblüte) aus Gymnodium breve (Dinoflagellat) einer einzelligen Alge aufgenommen werden, die diese Erscheinung hervorruft.

Ähnliches gilt für Schwermetalle, wie Cadmium und Quecksilber, die sich über chemische Abwässer in den Muscheln anreichern und ebenfalls zu schweren Vergiftungen, so in Japan führen können. Miesmuscheln und Austern, die auf den Markt kommen, unterliegen daher einer strengen Qualitätskontrolle.

Symptome

Dinoflagellatengifte: Taubheit, beginnend an den Lippen, fortschreitende Lähmung der Gliedmaßen, Tod durch Atemlähmung.

Bakteriengifte: Magen- und Leibschmerzen, starker Durchfall.

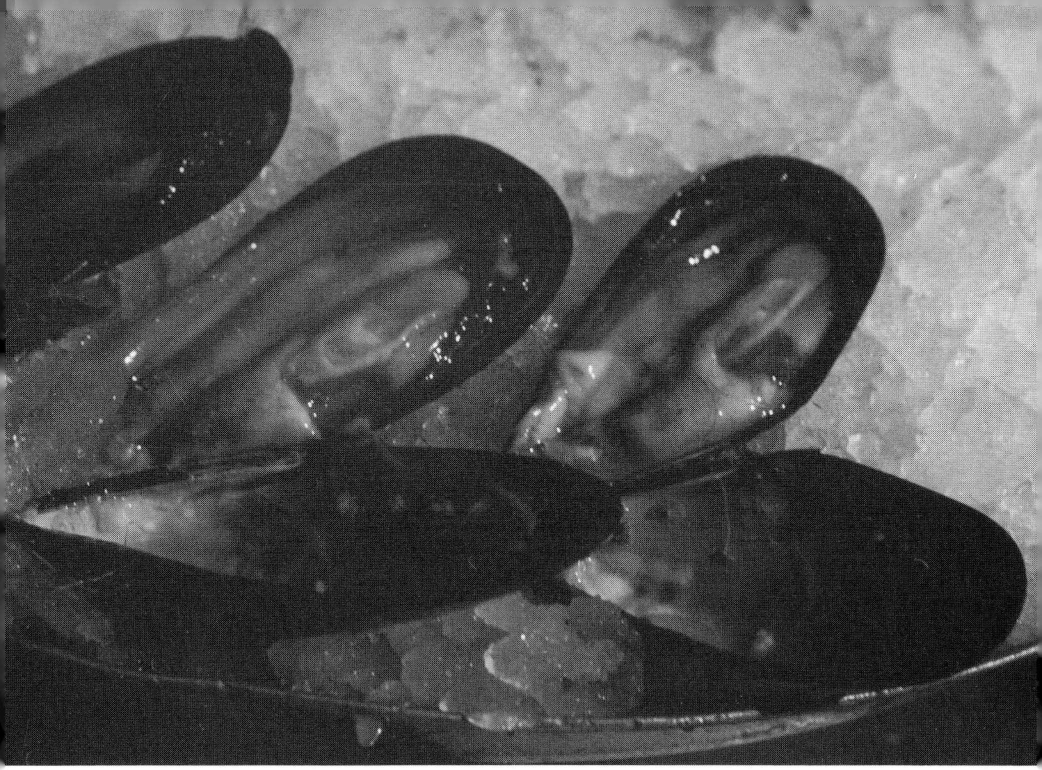

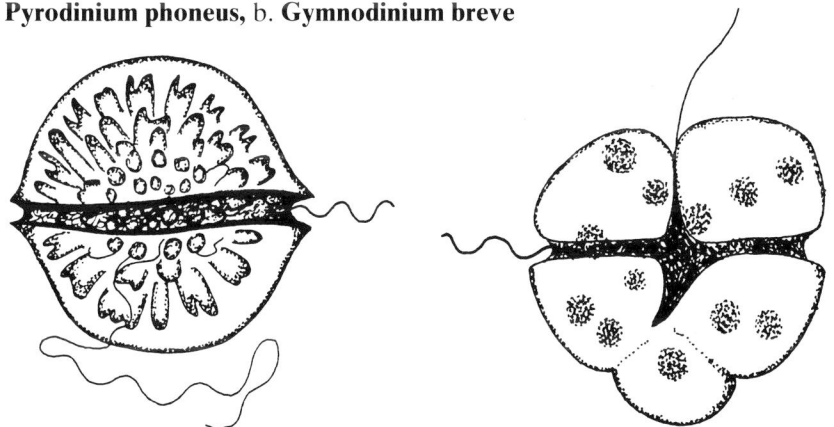

Rohe Miesmuscheln *(Mytilus edulis)* auf Eis angerichtet, natürlich unverseucht,
Foto: (Dr. Peter Schmid)
a. **Pyrodinium phoneus,** b. **Gymnodinium breve**

Allergische Symptome: Schwellungen, Hautausschläge, starker Juckreiz, Entzündungen der Augen, trockene Mundschleimhäute.

Vorbeugung

Wer Muscheln zum Verzehr sammelt, sollte nie abwasserhaltige Gewässer aufsuchen. Bei „red tide" sollten überhaupt keine Muscheln aus dem Wasser entnommen werden. Einheimische nach guten Muschelgründen fragen.

Koffer-
Kugel-
Igelfische (Ostracion-Tetraodon-Diodontidae)

Tetrodotoxische Fische

Engl.: boxfish   Franz.: poisson coffre
       puffer fish   poisson globe
       spiny globefish   poisson porc-épic

Körperlänge höchsten 30 cm. Der Körper hat eine gedrungene, rundliche bis kastenförmige Gestalt. Kofferfische haben ein starres Hautskelett (Name) und bei den Igelfischen ist die Körperoberfläche bestachelt. Ihre Flossen sind im Verhältnis zur Körpergröße klein. Bauchflossen fehlen. Hauptsächlich die Rückenflosse und die Afterflosse dienen der Fortbewegung; sie liegen am Körperende direkt gegenüber. Der Kopf trägt große Augen, und er ist nach vorne zu einer schnutenförmigen Schnauze ausgezogen.

Lebensweise

Ihr Lebensraum ist das Korallenriff. Es sind allesamt langsame aber geschickte Schwimmer. Als Meister im Manövrieren bewegen sie sich schnell durch das sperrige Korallengeäst. Sie ernähren sich von hartschaligen Tieren, wie Muscheln, Schnecken und Krebsen, die sie mit ihrem kräftigen Gebiß zermalmen. Wenn Kugel- oder Igelfische angegriffen werden, schlucken sie große Mengen an Wasser, dabei blähen sie sich unförmig auf (Name).

Vorkommen

In allen tropischen Meeren.

Vergiftungen

Kugelfische gehören zu den teuersten Speisefischen in Japan, da ihr Fleisch sehr geschätzt wird. Da die Leber und die Geschlechtsorgane tödliches Gift enthalten, dürfen diese Fische nur von speziell ausgebildeten Köchen, in sogenannten Fugu-Restaurants, zubereitet werden. Das Gift Tetrodotoxin ist eine komplizierte aromatische Verbindung, welche beim Kochen oder Braten nicht zerstört wird. Tetrodotoxin ist auch in den Eingeweiden von Igel- und Kofferfischen enthalten.

Symptome

Die ersten Symptome stellen sich relativ schnell ein. Nach 5 – 30 min prickeln die Lippen und die Zunge, dieses Gefühl breitet sich schnell auf andere Körperteile aus (z. B. Zehen, Finger). Es folgen Gefühllosigkeit, Schwächezustände, Muskellähmungen, Krämpfe und Tod durch Atemlähmung. Die Todesrate bei derartigen Vergiftungen ist mit zirka 60 % sehr hoch.

Vorbeugung Koffer-, Kugel- und Igelfische niemals selbst zubereiten.

Kofferfisch *(Ostracion spec.)* ca. 20 cm
Weißfleckenkugelfisch *(Arothron hispidus)* ca. 40 cm
Igelfisch *(Cyclichtys echinatus)* ca. 30 cm
Fotos: Rotes Meer (Werner Mehrle (2), Dr. Friedrich Naglschmid (1)

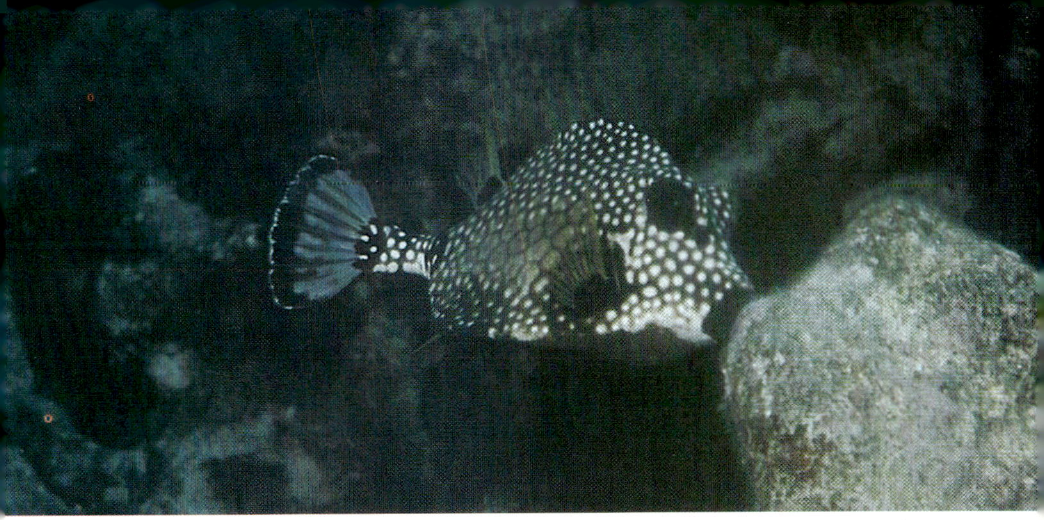

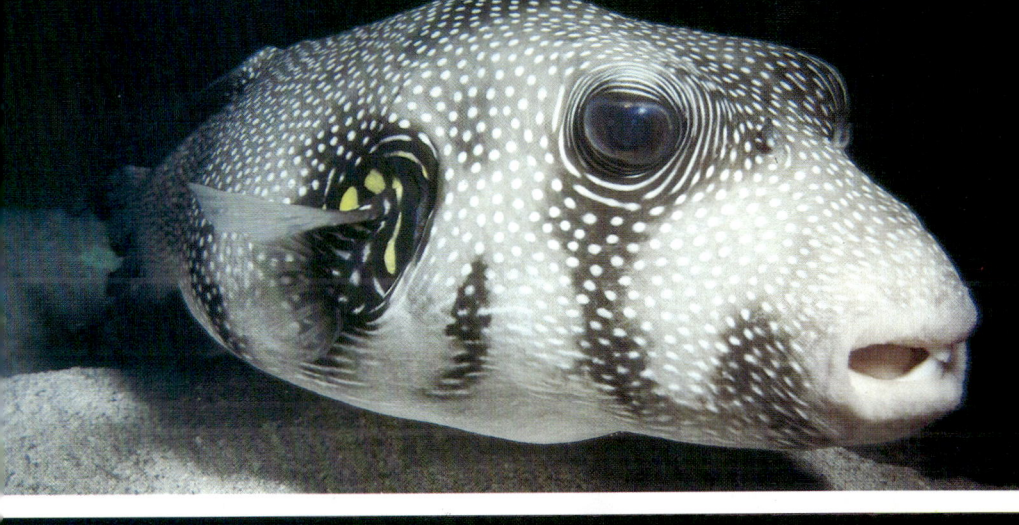
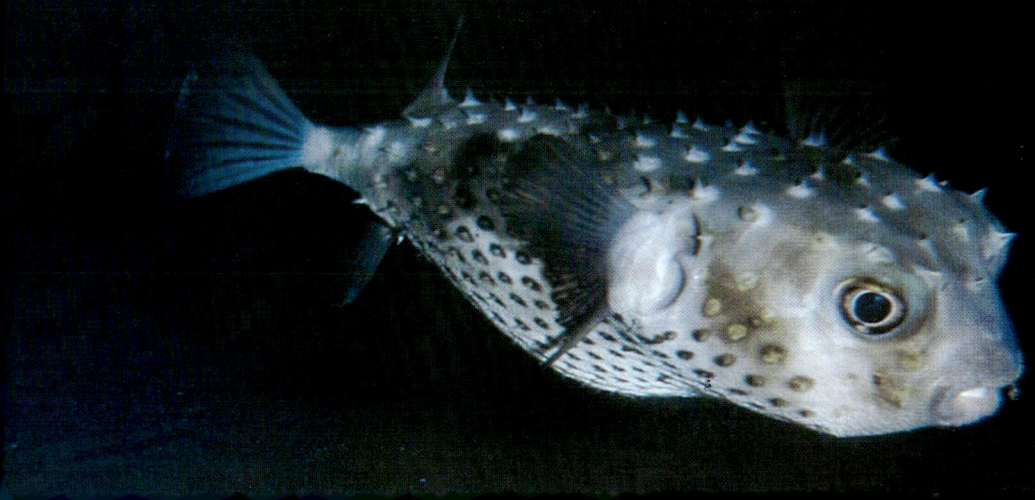

Makrelenfische (Scombridae) – Thunfisch, Makrele, Bonito
Scombrotoxische Fische

Engl.: tuna · Franz.: thon
makerel · maquerau
bonito · bonite

Erkennungsmerkmale

Barschfische mit spindelförmigem Körper, mit zwei gut entwickelten Rückenflossen, paarigen Bauch- und Brustflossen. Charakteristisch sind die vielen kleinen Flösschen, die zwischen der zweiten Rückenflosse bzw. der Afterflosse und der gegabelten bis halbmondförmigen Schwanzflosse stehen. Der dünne, aber kräftige Schwanzstiel kann gekielt sein. Die Mundspalte ist breit ausgebildet.

Lebensweise

Makrelenfische kommen im freien Meer (pelagisch) in großen Schwärmen vor. Sie ernähren sich von Plankton und anderen, kleinen Fischen. Thunfische, Makrelen und Bonitos sind geschätzte Speisefische.

Vorkommen

Im offenen Ozean, in allen wärmeren Meeren der Welt.

Vergiftungen

Scombrotoxin entsteht bei falscher Lagerung von Makrelenfischen, daran sind Bakterien beteiligt, die Histidin, eine häufig vorkommende Aminosäure der Fischmuskulatur, zu toxischem Saurin (Scombrotoxin) abbauen.

Symptome

Kurz nach dem Essen Schwellungen des Gesichts und der Zunge, das Gesicht errötet, Kopf-, Halsschmerzen und Schwindel treten auf. Das Durstgefühl wird stärker, Schluckbeschwerden, Brechreiz und Darmschmerzen folgen. In extremen Fällen kommt es zu Kreislaufbeschwerden, Schockzuständen, Fieber und Schwächeanfällen. Die akuten Symptome halten 8 – 10 Stunden an, danach erholt sich der Patient wieder.

Vorbeugung

Makrelenfische sollte man nach dem Fang sofort kühl lagern und niemals in der Sonne liegen lassen. Fische mit pfefferartigem Geschmack (verursacht von Saurin) sollten nicht gegessen werden.

Ciguatera

Engl.: Ciguatera · Franz.: Ciguatera

Ciguatoxische Fische

Barrakuda, Roter Schnapper, Stachelmakrele, Doktorfische, Drückerfische, Muränen, Soldatenfische, Papageifische, Zackenbarsche, Kaninchenfische. Diese Arten sind die potenziell gefährlichsten Arten der nahezu 300 bekannten ciguatoxischen Fischarten.

Vorkommen

Die durch Ciguatoxin hervorgerufene Krankheit Ciguatera tritt zirkumpolar zwischen dem 35. Breitengrad nördlicher und dem 34. Breitengrad südlicher Breite auf. Sehr häufig ist sie dabei im zentralpazifischen Raum und in der Karibik. Es sind auch Fälle aus dem Westpazifik, Indischen Ozean seltener dem Atlantik und dem Mittelmeer bekannt.

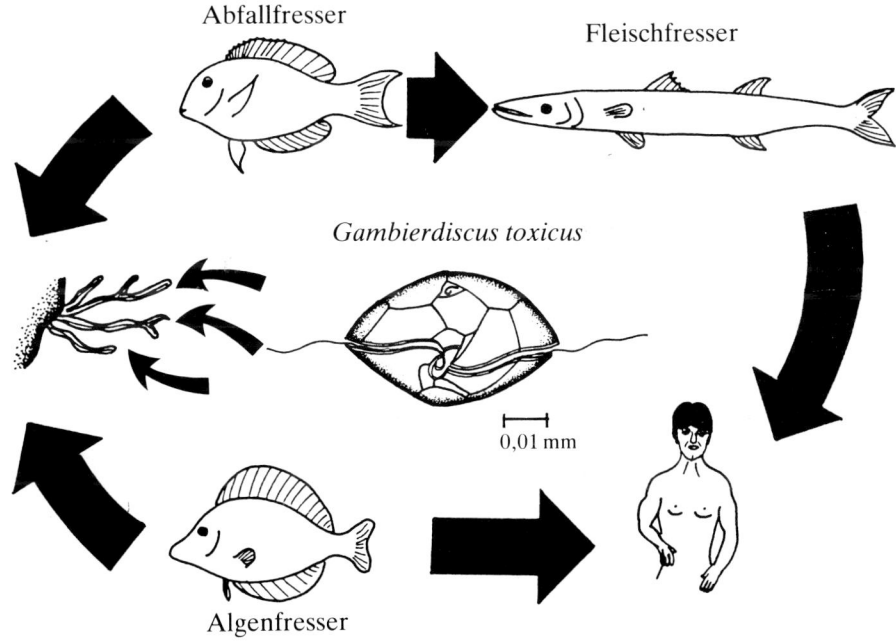

Abfallfresser

Fleischfresser

Gambierdiscus toxicus

0,01 mm

Algenfresser

Nahrungskette und Anreicherung des **Ciguatoxins.** Im letzten Glied der Nahrungskette (z. B. Barrakuda) ist das Gift immer am stärksten konzentriert. **Gambierdiscus toxicus** kommt sehr häufig auf organischem Abfall *(Detritus)* des Korallenriffs oder Makroalgen vor.

Vergiftungen

Ciguatoxin gelangt über die Nahrungskette in den menschlichen Organismus. Als Produzenten gelten seßhafte einzellige Algen, hauptsächlich der Art Gambierdiscus toxicus (Dinoflagellaten), welche von unterschiedlichen Fischarten mit der Nahrung aufgenommen werden.

Das Gift reichert sich besonders stark in den Eingeweiden an, dabei enthalten die Leber und die Geschlechtsorgane die höchsten Konzentrationen.

Die Algenfresser werden wiederum von räuberischen Arten gefressen, die oft ausgezeichnete Speisefische sind. So gelangt das Gift in stark konzentrierter Form in den menschlichen Organismus. Meist sind es Bodenfische oder die Korallenriff-Fische, die größere Mengen an Ciguatoxin enthalten.

Pelagische Fische, d. h. Fische des freien Wassers sind seltener betroffen. Ciguatoxische Fische leben glücklicherweise in geographisch eng begrenztem Raum. So kommt es vor, daß eine Riffseite von giftigen Fischen bewohnt ist, während einige Kilometer weiter an einer anderen Stelle dieselben Fischarten ohne Bedenken gegessen werden. Leider ist das Auftreten oder das Verschwinden von ciguatoxischen Algen in einem bestimmten Riffgebiet zeitlich nicht vorhersehbar.

Symptome

Ähnlich, wie nach Vergiftungen durch Nervengas oder Insektizide, die wie Ciguatoxin das Enzym Cholinesterase hemmen, treten zunächst Leibschmerzen, Rastlosigkeit, Schweißausbrüche, Schwächezustände und Durchfall auf. Die Mundwinkel zittern, der Gaumen wird taub; diese Symptome breiten sich weiter auf die Extremitäten aus. Manchmal kommt es zu zeitweiliger Blindheit, oft wurde auch ein umgekehrtes Wärme-Kälteempfinden beschrieben.

Dabei fühlen sich heiße Objekte kalt und kalte Objekte heiß an. In schweren Fällen kommt es zu starken Atembeschwerden und zur Lähmung der Atemmuskulatur; Todesfälle sind häufig. Der Heilungsprozeß verläuft äußerst langsam und kann sich über mehrere Monate bzw. Jahre erstrecken.

Vorbeugung

Am besten erkundigt man sich bei der einheimischen Bevölkerung, wo und welche Fische ciguatoxisch sind. Scheinbar gemeingültige Fischnamen sind jedoch lokal verschieden.

Kleine Fische sind ungefährlicher als große. Die großen Raubfische, wie Barrakuda, Großer Schnapper, Zackenbarsche usw. sollten nicht gegessen werden. Niemals aber tropische Muränen essen. Nie die Leber, Geschlechtsorgane oder andere Eingeweide von tropischen Fischen essen.

Fische, die mit dem Boot aus dem freien Wasser vor der Küste (off shore) gefangen wurden, sind meist unbedenklich, während solche, die in Riffnähe gefangen wurden, gefährlich sein können.

Bei Verdacht zunächst nur kleine Stücke essen und einige Stunden die Wirkung abwarten; die Eingeborenen benutzen oft ihre Hunde oder Katzen als Vorkoster.

Es ist zu beachten, daß das Gift weder durch Gefrieren, Kochen, Braten oder Grillen zerstört wird.

Erste Hilfe
Sonnen- und Kälteschäden

Überhitzung/Hitzschlag

Überhitzte Personen sofort in eine kühlere, schattige Umgebung bringen und Kühlung zufächeln, bzw. in nasse Handtücher wickeln (Verdunstungskälte), in schweren Fällen sollte der Körper schrittweise in kaltes Wasser getaucht werden. Hitzekrämpfe beseitigt man durch Einflößen von Salzwasser. Bei Verdacht von Hitzschlag sollte der Patient in eine liegende Lage gebracht werden, dabei müssen die Beine höher liegen als der Kopf.

Unterkühlung

Die ersten Hilfeleistungen hängen vom Grad der Unterkühlung ab. Der Körper des Unterkühlten sollte auf jeden Fall sofort abgetrocknet werden, warme zuckerhaltige Getränke verabreichen, warme Bäder (max. 35°C), trockene Kleider anziehen, in Decken wickeln.
In schweren Fällen sollte unbedingt das Bewußtsein des Unterkühlten durch Zureden erhalten werden. Absolute Ruhe gewährleisten, keine Bewegungsübungen veranstalten, warme Getränke verabreichen, temperierte Bäder von 30°C bis 40°C langsam ansteigend. Achtung! Arme und Beine dürfen dabei nicht in das Bad miteinbezogen werden.
Besser eignen sich Wärmepackungen (Warmwasser-Beutel), die um den Brustkorb herum gelegt werden. Auch hier dürfen die Extremitäten niemals miteinbezogen werden, da durch die perifere Blutgefäßerweiterung urplötzlich kaltes Blut aus den Extremitäten in den wärmeren Körperkern, u. a. das Herz kommt, was den sofortigen Tod (Kammerflimmern) zur Folge haben kann. Stark Unterkühlte sollten daher auch nicht in überhitzte Räume geleget werden (max. 18°C – 20°C).

Sonnenbrand

Bei schweren Verbrennungen (Blasenbildung), Brandgele und antibiotikahaltige Salben auftragen, um Infektionen vorzubeugen.

Nesselverletzungen

Nesseltiere

Bei Kontakt mit Nesseltieren, und das gilt besonders für Quallen, bleiben häufig Tentakelreste und größere Mengen an Nesselschleim an der Haut haften, welche sofort entfernt werden müssen. Der Helfer sollte dabei Handschuhe, Badetücher, Lappen, zur Not auch nur Seegras zu Hilfe nehmen.

Als Waschmittel sind am besten Alkohol oder Salmiaklösung geeignet, da beide weitere Nesselzellentladungen, durch ihre betäubende Wirkung, verhindern. Niemals Wasser benützen; es bewirkt das Gegenteil und verschlimmert dadurch nur die Folgen. Anschließend sollten die betroffenen Körperstellen mit calciumhaltigen Brandgelen bzw. Antihistaminikas behandelt werden. Dabei tritt rasch eine deutliche Schmerzlinderung ein und großflächige Blasenbildungen unterbleiben meist. Bei schweren Unfällen müssen auch die starken Schmerzen, die neurotoxische Wirkung des Giftes und der Schockzustand des Patienten medikamentös behandelt werden, dies sollte jedoch wenn möglich unter ärztlicher Kontrolle geschehen.

Zu lebensbedrohlichen Zwischenfällen, bis zum plötzlichen Tod, kommt es durch Nesselgifte in der Regel erst bei einer Zweitberührung durch Übersensibilisierung. Dabei handelt es sich um eine Eiweißreaktion nach Art eines anaphylaktischen Schocks, wo jede Hilfe zu spät kommt.

Wird dieser Zweitkontakt jedoch überstanden; entwickelt der Körper eine gewisse Immunität. Gegen das tödliche Gift von Chironex fleckeri gibt es inzwischen ein Antiserum.

Einheimische tropischer Küsten träufeln auf frische Quallenverbrennungen den Saft der Papaya-Frucht. Er enthält ein eiweißspaltendes Enzym, das Papain, das auch auch in unserem Magensaft vorkommt. Als Fleischweichmacher wird es häufig auch im Gaststättengewerbe verwendet. Es baut die giftigen Proteine des Nesselschleims sofort ab und neutralisiert damit die Giftwirkung. Dies ist in Notfällen eine äußerst wirksame Behandlung.

Schwämme

Nesselverletzungen durch Schwämme werden mit Antihistaminikas behandelt. Betroffene Stellen mit Alkohol abreiben.

Stiche durch Giftfische

Steinfische, Rotfeuerfische

Verletzungen durch Steinfische oder Rotfeuerfische sind extrem schmerzhaft. Die Giftwirkung kann schnell gemindert werden, wenn der entsprechende Körperteil in 50 – 60 °C heißes Wasser getaucht wird. Bei einer etwa einstündigen Dauer dieser Hitzetherapie werden die hitzelabilen, toxischen Eiweißkörper zerstört.

Heiße Trockenkompressen sind noch wirksamer, da trockene Hitze besser vertragen wird. Stark schmerzlindernd wirkt Scandiacain, ein Lokalanästhetikum, das um die Wunde injiziert wird. Morphin und ähnliche Schmerzmittel sind jedoch unwirksam. Auch eine Schocktherapie mit hohen Decandronphosphat-Dosen ist in den meisten Fällen unbedingt notwendig.

Der Heilungsprozeß ist langwierig und dauert im Falle einer Steinfischvergiftung bis zu einem Jahr. Möglichen Sekundärinfektionen sollte mit Breitbandantibiotikas vorgebeugt werden.

Gegen Steinfischgift gibt es inzwischen ein Antiserum, welches auch gegen die Gifte der Rotfeuerfische wirksam sein soll. Im letzteren Fall ist auch eine erfolgreiche Therapie durch Kobraserum bekannt.

Stachelrochen

Bei Verletzung durch Stachelrochen entstehen meist tiefe Wunden, die eine schnelle Versorgung verlangen; abgebrochene Stachelreste entfernen, die Wunde desinfizieren und Breitbandantibiotika applizieren. Kommt zusätzlich Gift in die Wunde, sollte der betroffene Körperteil einer Hitzebehandlung (siehe oben) unterworfen werden. Ansonsten müssen Maßnahmen zur Schockbekämpfung und eine großzügige Schmerztherapie mit Lokalanästhetika durchgeführt werden.

Drachenköpfe, Petermännchen

Am Mittelmeer sind Verletzungen durch Drachenköpfe oder Petermännchen recht häufig. Wesentliches Therapieprinzip ist wiederum eine Hitzebehandlung der Einstichstelle mit heißen Kompressen bzw. der verletzte Finger, Unterarm, Fuß oder die Hand werden in heißes Wasser bis zu 60 °C getaucht. Gegen den Dauerschmerz sind lokale Spülungen mit Novocain, Xylocain oder Hostacain (0,5 – 2 %) oral zu verabreichenden Schmerzmitteln vorzuziehen.

Calcium-Tabletten verabreichen. Als weitere Lokalbehandlung ist außer der Säuberung der Wunde das sofortige Einträufeln von Euasept ratsam, das durch den Wasserstoffperoxidgehalt den Wundtrichter desinfiziert.

Diese Behandlung gilt auch für die Verletzung durch andere Giftfische, wie Korallenwelse und Kaninchenfische.

Stiche durch giftige, wirbellose Meerestiere

Kegelschnecken

Im Falle einer schweren Vergiftung durch Kegelschnecken kann der Patient schon nach wenigen Minuten in tiefes Koma fallen und wie tot erscheinen. Mund-zu-Mund-Beatmung oder besser reiner Sauerstoff und Herzmassage können die Dauer der Giftwirkung überbrücken. Eine frühzeitige Hitzetherapie im Bereich der Einstichstelle vermindert jedoch die Gefahr einer starken Vergiftung. Starker Kaffee (Coffein) hält den Kreislauf in Schwung und wirkt als Antagonist gegenüber der lähmenden Giftwirkung. Auch der Arzt wird Antidote (Weckmittel) spritzen, die zur frühzeitigen Aufhebung von Narkosezuständen eingesetzt werden.

Giftseeigel

Eine Behandlung muß auch hier rein symptomatisch erfolgen, da die Struktur der Giftstoffe noch nicht bekannt ist. Die Erstversorgung beschränkt sich auf die Säuberung und Desinfektion der Stichwunden. Stachelreste und abgebrochene Pedicellarien sollten so schnell wie möglich aus der Haut entfernt werden, um weitere Vergiftungen zu vermeiden. Heiße Bäder mindern die Giftwirkung, da das hitzelabile Gift zerstört wird. Kreislaufstärkende Medikamente einsetzen.

Seesterne

Verletzungen durch die Dornenkrone ergeben großflächige Wunden, die zunächst desinfiziert werden sollten. Die Giftwirkung kann durch Aufstreichen von Papayasaft oder Fleischweichmacher reduziert werden.

Auch homöopathische Heilmittel zur Behandlung von Giftverletzungen sind bekannt. So schwört Dr. Weyers auf Tiriyak, eine indische Tinktur, die er erfolgreich bei einigen Gift-, Biß- und Stachelverletzungen anwenden konnte. Diese Tinktur ist wie folgt zusammengesetzt:
Cuprum chl. 20, Nux vomica 20, Oleum terpentinae 10, Camphora 2, Ptychotis ajawan 2, Menthus arvensis 2, Alkohol add 100;
Tiriyak wird alle 5 min in einer Dosierung von 10 Tropfen oral verabreicht. Sonderbar ist, daß bei Vorhandensein von Gift im Blut des Patienten, diese Tropfen süßlich schmecken. Mit abnehmender Giftkonzentration nimmt das Medikament einen bitteren Geschmack an. Bei rechtzeitiger Behandlung sollten schlimme Symptome wie Lähmungen, Krämpfe oder Hämolyse nicht auftreten bzw. gemildert werden. Bewußtlosen Patienten sollen diese Tropfen durch die Nase verabreicht werden.

Stichverletzungen mechanischer Art

Gemeine Seeigel

Abgebrochene Seeigelstacheln schauen meist ein Stück aus der Haut heraus, so daß sie mit Hilfe einer Pinzette oder Nähnadel leicht entfernt werden können. Stacheln, die tiefer sitzen, müssen frei präpariert werden, dabei ritzt man die Haut über den Stachelresten auf. Das freiliegende Stachelende wird mit einer Nadelspitze abwechselnd nach links und nach rechts gedrückt. Durch diese Wackelbewegung löst sich der Stachel aus der Haut wie ein Zaunpfahl aus dem weichen Wiesengrund. In der Karibik wird seit alters her eine andere Methode angewandt. Durch Aufträufeln von heißem Zitronensaft oder Weinessig werden die Kalkstacheln sichtbar angelöst; die Behandlungsstelle wird mit einer Kerzenflamme (1 cm Abstand) warmgehalten. Nach etwa 20 min. wird heißes Kerzenwachs aufgetropft und nach dem Erkalten vorsichtig abgehoben, mit etwas Glück werden auch die Stachelreste aus der Haut mitentfernt. Nach mehreren Tagen lösen sich Seeigelstacheln in der Haut meist sowieso auf oder sie eitern heraus, was aber sehr schmerzhaft verlaufen kann.

In manchen Fällen (besonders bei Verletzungen durch Diademseeigel) werden die Stacheln auch von Bindegewebe verkapselt. Wenn in Folge einer solchen Abkapselung Beschwerden auftreten (z.B. Gelenkarthritis) kann nur ein chirurgischer Eingriff helfen.

Borstenwürmer

Stacheln von Borstenwürmern lassen sich mit Hilfe eines Klebebandes aus der Haut entfernen; Stichstellen mit Alkohol desinfizieren. Kommt zusätzlich Gift in die Wunden, sollte der betroffene Körperteil einer Hitzetherapie (heißes Wasser oder heiße Trockenkompressen) unterworfen werden. Antihistaminsalbe auftragen.

Bißverletzungen, Schnittverletzungen

Hai, Barrakuda, Muräne

Bei einer rein mechanischen Bißverletzung besteht die Therapie in rein symptomatischen Maßnahmen; die Wunde wird in Salzwasser ausgewaschen und anschließend desinfiziert (Holzapfel). Schmerzmittel und Breitbandantibiotika zur Verhinderung von Sekundärinfektionen anwenden. Ist eine Schlagader verletzt, muß der entsprechende Körperteil abgebunden werden. Bei größeren Verletzungen sollte man unbedingt einen Arzt aufsuchen.
Schnittwunden werden genauso versorgt.

Blauring-Oktopus

Die Bißwunde sollte sofort ausgesaugt werden, bzw. durch tiefe Schnitte mit Hilfe einer Rasierklinge erweitert werden. Durch die auftretende starke Blutung wird ein großer Teil des lähmenden Giftes aus dem Körper ausgeschwemmt. Heiße Bäder mildern die Giftwirkung. Wenn nötig künstliche Beatmung einleiten.

Seeschlangen

Je nach injizierter Giftmenge tritt der Tod innerhalb weniger Stunden, bis spätestens nach einem Tag ein, danach ist die Überlebenschance recht groß. Gegen Seeschlangengift gibt es jedoch Antiseren, daher ist eine erfolgreiche Behandlung problemlos möglich. Ansonsten sollte so wie nach Bißverletzungen durch giftige Landschlangen verfahren werden.

Genußgifte

Muscheltoxine

Bakteriengifte lassen sich leicht mit Aktivkohle binden und so aus dem Körper schleusen. Der Patient sollte auf keinen Fall Alkohol trinken. In anderen Fällen können nur die Symptome behandelt werden, bei Atembeschwerden künstlich beatmen.

Scombrotoxin

Starke Brechmittel verabreichen, den Magen auspumpen. Antihistaminikas applizieren.

Ciguatoxin

Gegen Ciguatoxin gibt es leider auch keine Medikamente, es können wiederum nur die Symptome behandelt werden. Einheimische der Karibik trinken Tee aus den Blättern des botton wood (Conocarpus erectus), ein Mangroven-Baum. Calcium-Tabletten verabreichen.

Tetrodotoxin

Der Magen sollte sofort ausgepumpt werden, starke Brechmittel einflößen, bei Atembeschwerden künstlich beatmen.

Wichtige Adressen

Seren gegen Coelenteraten-Gifte

Australien: Commonwealth Serum Laboratories, Parkville, Melbourne

Seren gegen Petermännchen-Gifte

Jugoslawien: Medicinski Centar, Pula

Informationen über alle rasch verfügbaren Sera:

Deutsches-Serum-Informations-Zentrum
Wilhelma-Zoo
D-7000 Stuttgart
Tel. (07 11) 54 14 18

Flugrettung:

Deutsche Zentrale für Luftrettung
Zentraler Notruf
Stuttgart 07 11/70 10 70
Telex 7255447 drf d
AFTN address: eddsyfaa
Flugfunk: „airambulance Stuttgart" 129.9 Mhz
HF 10030 oder 13324 oder 6643
Sitz: Deutsche Rettungsflugwacht e. V.
     german air-rescue
     Dieselstraße 1
     7024 Filderstadt 1
     Germany

Leitfaden zur Vorbeugung von Verletzungen und Vergiftungen

1. Immer Turnschuhe, Badeschuhe, Füßlinge tragen, wo Seeigel, Feuerschwämme und Korallen vorkommen.

2. Eine schlurfende Gangart reduziert die Gefahr auf stachelige oder stechende Tiere zu treten.

3. Niemals unbekannte stachelbewehrte Fische, Nesseltiere oder Conusschnekken berühren oder damit hantieren.

4. Hautkontakt mit Korallen vermeiden; denn Schürfwunden heilen langsam.

5. Nie mit der bloßen Hand in dunkle Spalten und Löcher fassen.

6. Bei Nachttauchgängen besonders sorgsam die Umgebung im Auge behalten.

7. In Gegenden, wo gefährliche Haie oder Barrakudas ihr Revier haben, sollte man nicht ins Wasser gehen; Erkundigungen einziehen.

8. Niemals Meerestiere aus abwasserverschmutzten Gewässern essen.

9. Angler sollten in den Tropen Ortskundige (einheimische Fischer) fragen, wo die Gewässer Ciguatoxin frei sind.

Reiseapotheke und Urlaubsplanung

Zur richtigen Reisevorbereitung gehört auch eine umfassende Gesundheitsvorsorge. Urlaub am Meer heißt meist: Reisen in ferne Länder; Klima, Sonneneinstrahlung und Ernährung sind selbst bei erstklassigsten Hotelunterkünften anders als gewohnt. Die Haut, der Kreislauf, Magen und Darm pflegen darauf individuell verschieden zu reagieren. Hinzu kommen bei Tropenreisen richtige „Impfvorbereitungen", um gefährliche Tropenkrankheiten zu vermeiden.

Hier deshalb eine **Checkliste** für die notwendigen gesundheitlichen Vorsorgemaßnahmen für einen Urlaub am Meer, durchzuführen am besten schon einige Wochen vor Reiseantritt:

– Sportärztliche Untersuchung (ärztliche Tauchgenehmigung)
– Überprüfung der Zähne
– Beginnen mit notwendigen Impfungen (Lit.: Ärztlicher Rat für Tropenreisende, Thieme Verlag Stuttgart)
– Öfter schwimmen gehen
– Haut an Sonneneinstrahlung gewöhnen (eventuell Solarien besuchen)
– Kleidung zusammenstellen (Synthetika in den Tropen vermeiden, Baumwolle, Seide etc. also Naturfasern bevorzugen, Wollsachen für abends)
– Flugrettung abschließen (siehe Seite 96)
– Richtige und umfangreiche Reiseapotheke zusammenstellen

Reiseapotheke

Mit einer richtig zusammengestellten Reiseapotheke, so der bekannte Tauchsportmediziner Dr. Holzapfel, lassen sich die häufigsten Urlaubsbeschwerden schnell und problemlos behandeln. Allerdings sollte in schweren Fällen unbedingt die Hilfe des Arztes herangezogen werden. Dies gilt vor allem bei Verletzungen durch gefährliche Meerestiere, aber auch bei akuten Infektionen. Geringfügige Verletzungen, Magen-Darmbeschwerden, Erkältungen, Husten und Schnupfen, Hals- und Ohrenschmerzen, Fieber, Sonnenbrände lassen sich aber ebenso selbst behandeln wie Mücken- und Insektenstiche, Seekrankheit und verschiedene Allergien.

Eine richtige Reiseapotheke gehört nicht in einen Plastikbeutel, sondern in ein festes Behältnis, das vor Sonnenbestrahlung und Kinderhänden geschützt, aber jederzeit erreichbar aufbewahrt sein sollte.

Grundausstattung

Hansaplast – Leukoplast – Verbandswatte – Claudenwatte – Elastoplastverband – Poroplast wasserdicht – Mullbinden – Idealbinden – Verbandsmull – Splitterpinzette – Haushaltsschere – feine Schere – lange und feine Näh- und Sicherheitsnadeln – Verbandsklammern – Leselupe – Orotubus – Staubinde – Rasierklinge – Dreieckstuch – Fieberthermometer. (Als gut sortiert erweisen sich die Fertigkästen der Autoapotheken nach DIN).

Medikamente

Auch die modernen pharmazeutischen Produkte sind nicht unbegrenzt haltbar. Überprüfen Sie deshalb genau die Verfallsdaten der Medikamente Ihrer Reiseapotheke. Hitzeeinwirkungen oder unvermeidbare Sonneneinstrahlung verringern die Lebensdauer von Medikamenten ebenso wie Wassereinwirkung. Zudem bringt es der medizinische Fortschritt mit sich, daß immer neue Präparate auf den Markt kommen, während andere aus den verschiedensten Gründen nicht mehr angeboten werden. Lassen Sie sich deshalb von Ihrem Arzt oder Apotheker beraten. Wir können hier nur einen Zusammenstellungsvorschlag unterbreiten.

Äußerlich: Haut

Carofur Puder (Hautschürfungen) – **Aristamed Gel** (Hautverbrennungen) – **Carofur Salbe** (Hautentzündungen) – **Andantol Gelee** (Hautallergien) – **Fucidine Gel** und **Gaze** (starkes Wundgel für infizierte Verletzungen) – **Bepanthen** (Wundsalbe) – **Merfen** oder **Sepsotinktur** (Desinfektion) – **Ultralanmilch** (Sonnenbrand) – **Autanspray** (Mückenabwehr) – **Soventol Gel** (äußeres Antiallergikum gegen Sonnenbrand und Mückenstiche) – **Tigerbalsam** (Mückenstiche, Zerrungen und Stauchungen)

Äußerlich: Augen, Ohren, Nase

Visadron, Scheroson F ophthalmicum (Augentropfen gegen Bindehautentzündung) – **Otalgan Tropfen, Scheroson F Ohrentropfen** (Ohrenschmerzen) – **Nasivin Spray** oder **Vibracin** (Schnupfen)

Innerlich:

Hier möchten wir nur einige Behandlungsbereiche und jeweils eine Palette von möglichen Präparaten ansprechen, die als therapeutisch wirksam gelten (ohne daß wir damit den Anspruch auf Vollständigkeit erheben). Sie sollten Ihre Reiseapotheke immer nach Ihren persönlichen Bedürfnissen ausstatten.

Schmerz- und Fiebermittel: Aspro – ASS Antos – ASS Engelhard – ASS HMW – ASS ratiopharm – Ben-u-ron – Boxazin S – Paracetamol ratiopharm

Grippemittel, Erkältung, Husten: Ascorbisal – Emser Pastillen – Heumanns Bronchialtee – Pertussin-Solubifixtee – Thymipin.

Schnupfen: Coldan – Coldargan – Nasivin – Merfen – Olynth – Otriven – Privin – Rhinon – Snup-Tyzine

Bronchitis: Aminophyllin – Atrovent – Bronchoretard – Berodual – Euphyllin – Solosin

Durchfall

Da die wichtigste Maßnahme der Ausgleich des Wasser- und Salzverlustes ist, empfiehlt die WHO eine Lösung aus Speisesoda, Kochsalz, Kaliumchlorid und Traubenzucker. Als Medikament ist diese Mischung unter dem Namen **Elotrans** oder **Normolyt** erhältlich.

Neben diesen Medikamenten empfiehlt sich auch die Aufnahme eines Antibiotikums sowie eines Kortikoids und eines Sulfonamids in die Reiseapotheke. Hier sollte aber immer die Abstimmung mit dem Arzt erfolgen und die genauen Anwendungsvorschriften eingehalten werden.

Überhaupt sollte man eher versuchen, durch seine Lebensweise am Urlaubsort den Medikamenteneinsatz zu vermeiden. Weniger Sonne, weniger Anstrengung, weniger Alkohol wirken hier meist mehr als Medikamente.

Literatur

Couet de, H.G., Moosleitner, H. Naglschmid, F. (1981)
Gefährliche Meerestiere, Jahrverlag KG, Hamburg

Halstead, B. W. (1979)
Poisonous and venomous marine animals of the world
the Darvin Press, Inc., Princetown, New Jersey

Holzapfel, R. B. (1982)
Praxis der Tauchmedizin, Georg Thieme Verlag, Stuttgart

Iversen, E. S. and Skinner, R. H. (1977)
How to cope with dangerous sea life
Windward Publishing Inc., Miami, Florida

Kaplan, E. H. (1982)
A field guide to coral reefs of the Carribian and Florida including Bermuda
and the Bahamas
Peterson Field Guide Series, Houghton Mifflin Company, Boston

Mohr, W. Spiehr, W. (1983)
Seeigelsynovitis, Akt. Rheumatol., 8, 52 – 53

Neugebauer, W. (1978)
Korallenfische im Aquarium
Kosmos Naturführer, Franckh'sche Verlagshandlung, Stuttgart

Riedl, R. (1984)
Fauna und Flora der Adria
Verlag Paul Parey, Hamburg, Berlin

Schmid, P. und Köhler, K. (1981)
Eilat und das Riff II
Arbeiten und Mitteilungen aus dem Biologischen Institut Nr. 4

Schuhmacher, H. (1976)
Korallenriffe
BLV Verlagsgesellschaft, München

Weyers, H. (1969)
Maritime Haut- und Nesselverletzungen, delphin, 12, 4 – 10

Sachregister

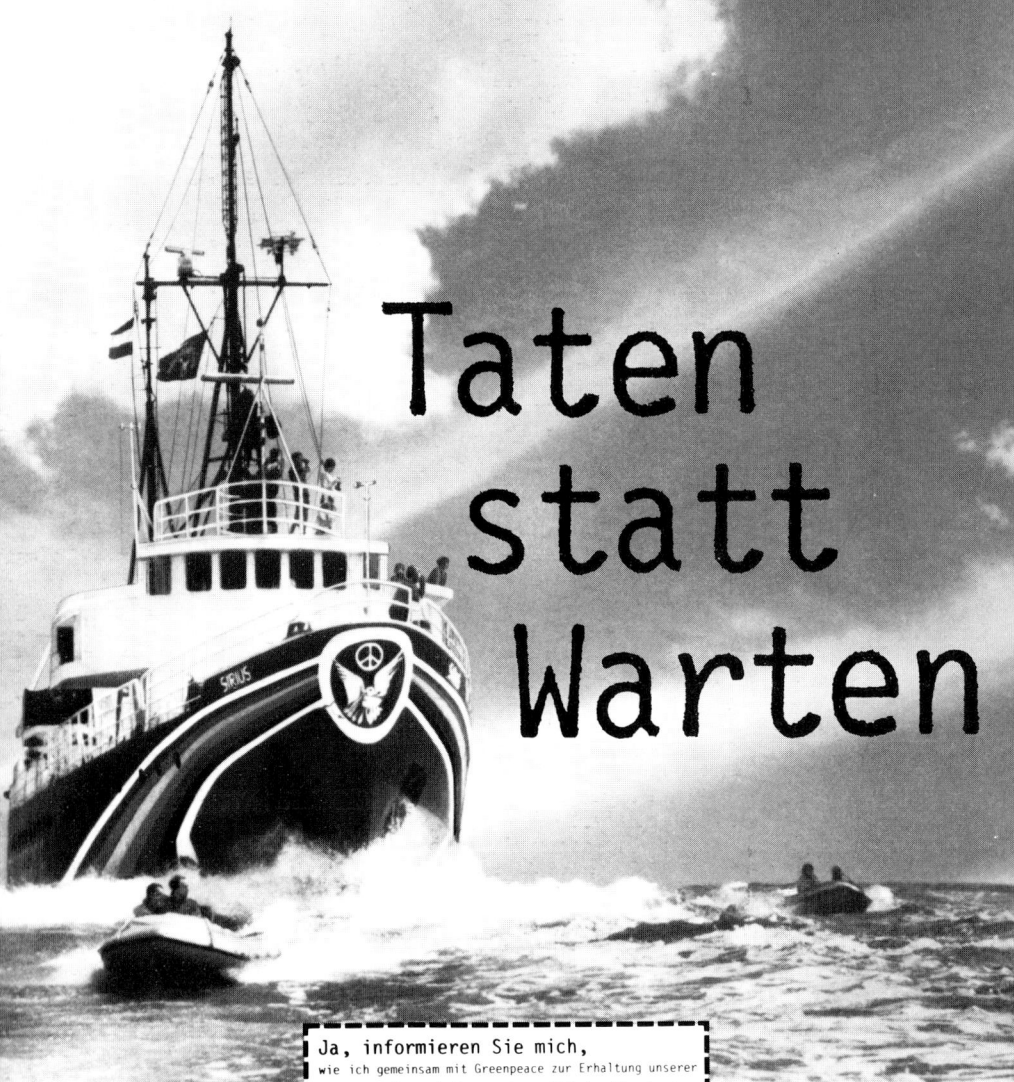

Taten statt Warten

Ja, informieren Sie mich,
wie ich gemeinsam mit Greenpeace zur Erhaltung unserer
Lebensgrundlagen beitragen kann. Schicken Sie mir das
Informationsmaterial an diese Anschrift:

_____
Name

_____
Straße/Nummer

_____
PLZ/Ort   Z51181

Bitte schicken sie diesen Coupon im Umschlag
mit 2,40 DM Unkostenbeitrag in Briefmarken an:
Greenpeace e.V., Hohe Brücke 1, 2000 Hamburg 11
Spendenkto.:Nr. 2061-206, Postgiro Hmb., BLZ 200 100 20

GREENPEACE